Régine Durbec

Les cures des 4 saisons

33 cures et monodiètes pour se régénérer

jouvence
EDITIONS

Extrait du catalogue Jouvence

Un cerveau efficace, Dr Franck Senninger, 2006
Kousmine Gourmande, Suzanne Preney & Brigitte Favre, 2005
L'art de jeûner, Dr Françoise Wilhelmi de Toledo, 2005
Alimentation sans gluten ni laitages, Marion Kaplan, 2005
La naturopathie au quotidien, Daniel Kieffer, 2005
Régénération intestinale, Daniel Kieffer, 2005
Encyclopédie des points qui guérissent, Dr Roger Dalet, 2005
Hormones végétales naturelles aujourd'hui, Dr Dominique Rueff, 2005
Une cure de jeunesse, Jacky Maisonncuve, 2005
Régénérez votre foie !, Sandra Cabot, 2004
Rajeunir et rester jeune, Norman W. Walker, 2004
Oméga 3, Dr Dominique Rueff, 2003
Alternatives naturelles aux antibiotiques, Christopher Vasey, 2004
Douze plantes et leurs huiles essentielles, Christian Brun, 2003
Les compléments alimentaires naturels, Christopher Vasey, 2003
L'herbe de blé : source de santé et de vitalité, Ann Wigmore, 2001
L'hydrothérapie du côlon, Josiane Mignot, 1997
L'énergie du cru, Leslie & Susannah Kenton, 1995
Les bains dérivatifs, France Guillain, 1995

CATALOGUE GRATUIT SUR SIMPLE DEMANDE
ÉDITIONS JOUVENCE
France : BP 90107 – 74161 St-Julien-en-Genevois Cedex
Suisse : CP 184 – 1233 Genève-Bernex
Site internet : **www.editions-jouvence.com**
E-mail : info@editions-jouvence.com

Couverture : Dynamic 19, Thonon-les-Bains (France)
Mise en pages : atelier weidmann, Versoix/Genève (Suisse)

ISBN 978-2-88353-393-6

Sommaire

Quelques précisions de vocabulaire

«Détoxiquer» et «désintoxiquer» peuvent s'employer indifféremment : il s'agit dans les deux cas d'éliminer de l'organisme les *toxiques* et les *toxines*.

Par *toxines*, il faut entendre des résidus issus du métabolisme et par *toxiques* des substances étrangères au corps et qui ne devraient absolument pas s'y trouver.

Faut-il alors parler de «détoxination» et de «détoxication», de «désintoxination» et de «désintoxication» ? Régine Durbec emploie le terme de «désintoxication». Christopher Vasey, quant à lui, préfère le terme de «détoxication». Ces mots signifient la même chose et englobent en fait l'élimination des toxines et des toxiques de l'organisme. Voir à ce propos, Christopher Vasey, *Manuel de détoxication*, Genève, Éditions Jouvence, 2003 (1re éd. : 1990). (NdE)

Avant-propos

Nature
Nous te chantons le jour
Nous te respirons la nuit

Le vent nous accorde la plus sensuelle de tes caresses
Et tu guides nos pas de terriens malhabiles
Dans la mouvance de la végétation aux odeurs enchanteresses
Que ta baguette magique sans cesse renouvelle
Au fil de tes saisons

Réminiscence de paix
Tu existes.

▪

Fasse qu'un jour très proche l'homme s'harmonise et aime comme il devrait la nature et la terre, qui recèlent tant de richesses, qui peuvent encore être sauvées !

Fasse que le soleil de notre galaxie continue à resplendir sur notre terre et dans le cœur de l'homme moderne et sauvegarde cette végétation merveilleuse porteuse de notre nourriture quotidienne !

Fasse que l'homme d'aujourd'hui réalise que la destruction industrielle et chimique nous fait oublier le vrai goût de nos fruits, de nos légumes, de toute notre nourriture !

Fasse que l'homme nouveau retrouve le plaisir gustatif au fil des saisons, en complète harmonie avec la «Terre-Mère», pour la plus grande joie de nos corps et de nos âmes !

Fasse que l'homme moderne retrouve la VIE, tout simplement !

Cet ouvrage est destiné à toutes celles et à tous ceux qui ont décidé de dire *non* à la destruction de leur vie, et à tous ceux qui prendront conscience, dès aujourd'hui, que le gâchis universel de notre merveilleuse nature peut cesser, afin que soient préservées les richesses de notre Terre.

Savoir préserver et sauvegarder pour notre organisme les bienfaits de la nature en retrouvant les vertus des fruits, des légumes, des céréales, des plantes, par l'application d'une cure ou d'une monodiète : c'est à ce festin de retrouvailles que vous invite cet ouvrage. En dépit de leur bond fantastique de ces cinquante dernières années, la science et les techniques ne peuvent plus masquer l'origine du développement naturel de la vie terrestre au sein de notre galaxie.

L'auteur de cet ouvrage a longuement travaillé aux études des bienfaits naturels des cures et des monodiètes avec une mise en application sur elle-même et son proche entourage depuis plusieurs années. Aujourd'hui, Régine Durbec nous propose de réhabiliter un meilleur fonctionnement de nos organismes défaillants, dans le but de nous protéger nous-mêmes et de respecter notre environnement naturel. Ainsi, il sera possible d'arrêter la destruction dévastatrice de notre alimentation pour les générations futures.

Le grand compositeur italien Antonio Vivaldi nous a laissé, en 1725, sa merveilleuse œuvre des *Quatre saisons*. Méditons sur ce message musical pour notre avenir afin qu'il participe à notre Harmonie, notre Joie et notre Paix.

Gérard Allemann

Introduction

> Je vous donne toute l'herbe portant semence
> sur toute la surface de la terre, ainsi que
> tous les arbres fruitiers portant semence :
> ce sera votre nourriture...
>
> Genèse (I-29)

▪

Tout, ou presque tout, du monde végétal apporte à l'homme des substances médicinales capables de guérir ses maux, mais aussi de les éviter. La flore nourricière qui peuple la surface de notre terre englobe non seulement les fruits et les légumes, mais aussi les fleurs, les plantes aquatiques ou légumes de mer, les moisissures et certaines écorces d'arbres. Les cures et monodiètes des quatre saisons, par la flore nourricière, constituent certainement la méthode thérapeutique la plus ancienne car adaptée à l'homme et partie intégrante de son environnement originel.

L'intérêt des fruits et des légumes ne date pas d'hier : les Romains parfumaient leurs boissons avec des fruits, du miel, des plantes aromatiques. Considérons donc l'activité thérapeutique de cette abondante flore et partons ensemble à la découverte de quelques-unes de ses richesses, mises à notre service par une nature généreuse, pour notre plus grand bien-être.

Il ne nous est pas possible de passer en revue la totalité des fruits et des légumes qui peuplent notre fabuleux jardin terrestre. Nous avons retenu ceux qui nous semblent le mieux correspondre à notre environnement, notre mode de vie, nos habitudes alimentaires et, bien sûr, aux saisons de pousse originelle. La pratique des cures et des monodiètes commence à s'introduire dans le mode de vie de certaines personnes qui pressentent instinctivement les phénomènes de saturation de leur organisme, et tentent de répondre à la demande d'élimination par une mise au repos passagère et souveraine.

Le jeûne proprement dit n'est pas retenu dans cet ouvrage ; nous dirons simplement qu'il n'est pas recommandé de le pratiquer seul, surtout la première fois : les réactions de l'organisme face à la suppression complète d'aliments solides pendant une durée relativement longue – jusqu'à plusieurs semaines – demandent à être contrôlées par un centre spécialisé.

Nous avons expérimenté avec succès toutes les cures et monodiètes présentées dans cet ouvrage, qui seraient tombées dans le domaine des oubliettes si nous n'étions pas nous-mêmes convaincus du bienfait de leurs vertus. L'effort à fournir est dérisoire comparé aux résultats positifs qui découlent de leur application. Il suffit de s'y mettre une première fois pour se prouver leur simplicité d'application et constater leurs effets bénéfiques ; et prendre ainsi la bonne habitude d'introduire dans son processus alimentaire moderne ces cures et monodiètes salvatrices.

Le but de cet ouvrage est aussi de démontrer qu'une cure ou une monodiète peut être gustative, savoureuse, et même gastronomique : donc, à bas la monotonie démoralisante, et laissons la place à notre sensibilité gustative pour goûter avec délice aux joies d'une cure ou d'une monodiète. Pour plus de facilité, commencez la première expérience par une monodiète du fruit que vous aimez le plus : votre être tout entier se trouvera transformé ; en aucun cas une cure ou une monodiète doit être punitive !

Apprenons aussi à nous mettre à l'écoute du rythme des saisons afin de regagner notre propre adaptabilité et de vivre un nouvel enrichissement de notre personnalité : c'est ce que cet ouvrage vous invite également à faire.

Les cures et les monodiètes dans l'alimentation moderne

Rafraîchis-nous avec des mets purs,
avec de la rosée, avec des aliments
qu'on n'a pas tués, avec cette vie
qui vient des champs, douce comme la
piété et chaude comme une haleine.

R. M. Rilke

▪

Les cures et monodiètes ne sont pas faites pour perdre du poids au moment où elles sont pratiquées, mais pour déclencher le processus de nettoyage des différents organes par la stimulation des fonctions d'élimination. Il est évident qu'une perte pondérale est mesurable après une cure ou une monodiète : elle signe la mise en route des différents émonctoires de l'organisme. Cette perte pondérale n'est pas à mettre sur le compte d'une fonte musculaire, mais démontre le déblocage du processus d'épuration toxinique[1].

Le raisonnable nous inviterait à manger de la nourriture solide 6 jours sur 7, et à consacrer le septième jour de la semaine à la mise

[1] Lire à ce propos : *Manuel de détoxication. Santé et vitalité par l'élimination des toxines*, de Christopher Vasey, éd. citée. Ouvrage de référence sur le sujet qui fait également une large part aux cures.

au repos des voies digestives par la pratique d'une monodiète. Mais la nature de l'homme est ainsi faite qu'il ne se respecte plus et se conduit tout seul à sa perte, par manque de temps, surcharge de travail, stress, complications, fuite des réalités, et qu'il se réfugie dans une nourriture dénaturée et industrielle. Mais combien ces erreurs alimentaires lui coûtent cher, tant du point de vue physique que de l'évolution de son espèce !

Pour tenter de modifier notre comportement, nous allons essayer de comprendre le principe des fonctions d'assimilation, de stockage, de régénération, de reminéralisation et d'élimination.

L'assimilation des aliments : de l'aspect matériel à l'aspect vibratoire

Le tube digestif est l'usine chimique de transformation des matières ingérées, et pour beaucoup de gens la nourriture n'est rien d'autre qu'un approvisionnement du corps en combustible, comparable à l'apport de carburant dans leur voiture. Cependant, la vie secrète de la digestion, en dehors de l'aspect «extérieur», mécanique, du processus, reste une énigme totale. En ce qui concerne son aspect «intérieur», l'apport alimentaire est bien autre chose qu'une simple composante de vitamines, minéraux, lipides, glucides, protéines, etc. De plus en plus d'individus démontrent que la corporalité de l'être humain est liée, en profondeur, aux mystères de l'évolution du cosmos dans son intégralité et de tout le monde vivant, et que ce processus passe par la manière de vivre son alimentation, qui représente non seulement la nourriture corporelle, mais participe totalement à l'évolution de l'espèce humaine et peut également contribuer à sa régression.

Du point de vue de l'aspect «extérieur», purement mécanique, retenons que la digestion transforme les aliments en nutriments spécifiques suivant un processus d'hydrolyse, organisé par des sucs digestifs dont les éléments actifs sont appelés *enzymes*.

Les enzymes sont des protéines complexes, porteuses chacune d'un message unique d'intervention. Par exemple, l'enzyme destinée à la transformation des amidons n'aura aucune action possible sur la transformation des protéines ni sur celle des lipides, et inversement.

La digestion commence dans la bouche par la mastication, étape primordiale du début de l'assimilation : elle représente le moment privilégié de prendre contact avec l'aliment. Auparavant, afin de libérer son goût et de nous transmettre la vie dont il est porteur, l'aliment doit être mangé des yeux : première étape de l'assimilation par acceptation olfactive de l'aliment. Ce choix va déclencher le processus de salivation, qui constitue le deuxième volet de l'assimilation, par acceptation gustative de l'aliment. Ces deux étapes regroupent la première grande partie de l'assimilation, globalement dénommée *assimilation par le mental*.

L'opération mécanique représente la troisième étape dénommée *assimilation mécanique*. Ces mastications sont indispensables pour permettre à l'aliment de nous transmettre sa vitalité, à notre corps de l'intégrer, et – n'oublions pas le point final, non négligeable – de permettre à notre estomac d'être satisfait.

L'arrivée des aliments dans l'estomac provoque une intense opération de broyage, avec l'entrée en jeu des sucs gastriques. L'assimilation mécanique commence à partir de la réalisation des premières transformations chimiques au cours de la digestion. Une digestion réalisée dans des conditions harmonieuses conduit à une bonne assimilation par les muqueuses des nutriments obtenus. C'est la raison pour laquelle nous insistons, dans la partie pratique des cures et des monodiètes, sur l'association correcte des aliments entre eux, afin de faciliter cette transformation et de favoriser leur assimilation. La nutrition cellulaire, seule capable d'assurer ensuite celle des tissus organiques, s'effectue directement par la voie sanguine.

L'assimilation réalisée dans des conditions de respect des aliments est porteuse d'éléments de revivification de l'organisme, afin de permettre le renouvellement des cellules qui constituent son enveloppe physique terrestre, mais s'envisage aussi porteuse d'éléments subtils pour la nourriture de son esprit. Cette deuxième étape est tout aussi importante que la première, car d'elle vont dépendre la survie, le développement et l'évolution de notre espèce.

L'assimilation vibratoire des aliments constitue la phase la plus subtile car elle restitue la vie, au vrai sens du terme, de l'aliment dans sa quintessence originelle. C'est qu'en réalité l'aliment est un maillon de la chaîne vibratoire qui compose l'ensemble de la planète, alors que nous avons tendance à le considérer uniquement comme une substance «matérielle», destinée à satisfaire notre estomac. Sur le plan physique, l'aliment nourrit l'homme et participe à son développement pour le fortifier dans la résistance de son existence terrestre, lui permettre d'acquérir son individualité physiologique et atteindre, par ce plan de matérialité alimentaire, le système neurosensoriel. Celui-ci représente, en substance, la nourriture du cerveau. Cette nourriture terrestre engendre et stimule la formation de notre conscience : c'est là que se trouve la nature subtile de nos aliments, qui aide l'homme à grandir et à progresser dans son évolution.

Le phénomène de stockage, conséquence de l'alimentation moderne

Il en est tout autre des fonctions de stockage, qui sont la conséquence de notre mode d'évolution «à l'envers», puisqu'elles signent les phénomènes liés au comportement des pays industrialisés. Le principe de stockage, considéré ici en tant qu'excédent, est le résultat d'un métabolisme originel détourné par nos mauvaises habitudes alimentaires. La qualité actuelle de notre alimentation est la conséquence de la mode du raffinage intensif et l'homme est le responsable direct du développement dénaturé de son environnement nutritif, phénomène gravissime qui conduit à deux paradoxes : la mise en évidence de carences de plus en plus importantes, résultat du raffinage industriel des aliments, à grand renfort d'éléments chimiques, et le développement d'excès alimentaires catastrophiques, conduisant à un stockage hautement nuisible de produits raffinés, de mauvais sucres et de graisses animales saturées.

La carence est une insuffisance en éléments nutritifs fondamentaux dont l'organisme a besoin pour assurer sa construction et son entretien journaliers. La qualité des cellules reproduites est sous la dépendance de la qualité des aliments ingérés. Il faut savoir que plus les cellules sont petites, plus elles sont fragiles. Il suffit pour éviter cela, de cesser d'encrasser l'organisme pour qu'il trouve son équilibre. Le stockage est lié au phénomène d'intoxication permanente du corps par des poisons logés en permanence dans les aliments. Cette alimentation, mal équilibrée et consommée à outrance, produit dans l'organisme une surcharge et une usure prématurée des organes d'élimination. Leur stimulation ne s'effectue plus de manière naturelle par la consommation d'aliments spécifiques, et le stockage occupe le terrain, empêchant toute possibilité d'élimination correcte. L'équilibre acido-basique du sang est menacé par une tendance à l'acidose, accentuée par nos activités mentales et physiques, qui sont sérieusement éprouvées par un mode de vie accéléré et une insuffisance d'oxygénation. Tous ces poisons redoutables pénètrent par effraction dans nos cellules et viennent ralentir, puis bloquer à la longue, le processus de fonctionnement normal du corps. Bon nombre de surcharges pondérales sont fabriquées ainsi. Cet équilibre acido-basique est l'un des éléments les plus importants de notre organisme et c'est celui qui se trouve le plus perturbé par les excès de la vie moderne. Il joue un rôle fondamental dans l'élaboration d'un bon «terrain», source initiale de la santé.

Renforcer le processus d'élimination

Le principe d'élimination consiste à mettre l'organisme au repos pour stimuler les organes et leur offrir la possibilité de se débarrasser de leurs toxines, résultat de l'encrassement cellulaire et sanguin d'un organisme qui n'est plus capable de distribuer convenablement ce qui a été apporté – de force ou de travers – et qui s'est mis à stocker. Le but d'une cure ou d'une monodiète est de renforcer ce processus d'élimination en lui apportant l'effet de stimulation perdu. Cet ouvrage renferme plusieurs conduites de cures et de monodiètes et chacun pourra retenir celles qui seront plus spécifiquement adaptées à son mode de vie et à sa personnalité. Il faut toutefois retenir que l'élimination sera à la hauteur de la durée de la cure : une cure de raisin conduite pendant 10 jours consécutifs amènera un résultat immédiat plus important et plus durable qu'une simple monodiète de fruits suivie pendant une journée et non renouvelée. Comme toujours, la persévérance est reconnue, c'est aussi une mise à l'épreuve d'un dépassement de soi qui permet de repousser ses limites. L'expérience d'une cure d'élimination aide à chasser et à changer des habitudes comportementales et amène un retour sur soi positif pour faire évoluer notre personnalité. Une cure d'élimination prépare à la régénération de l'organisme tout entier, car l'entrave néfaste du stockage sera éliminée. Elle le dispose aussi à recevoir une reminéralisation d'autant plus bénéfique que l'assimilation aura lieu dans des conditions optimales.

La régénération ne peut se faire que par la réforme de nos habitudes alimentaires : considérons notre mode alimentaire habituel comme une partition musicale truffée de fausses notes, et une cure ou une monodiète comme la réparation de ces fausses notes. Si nous voulons que l'instrument de musique qu'est notre corps joue une partition harmonieuse, il est évident que le seul maintien d'une alimentation vivante va permettre de le faire «sonner juste». Pour arriver à ce chant parfait, il convient de respecter quelques règles essentielles :

- Manger doit être un plaisir : aucune sensation de restriction ne doit altérer un repas. Intégrer totalement le fait que la nutrition est l'art de se nourrir correctement pour ne pas tomber malade.
- Réhabiliter une alimentation de première qualité, seule capable de répondre aux besoins de nos cellules, sans que rien ne manque ni qu'il y ait de surcharge. Pour cela, il est indispensable de se tourner vers des fruits, des légumes, des céréales, des légumineuses issus de culture biologique et complets, seuls capables d'apporter cette richesse de concentration nutritive, et éviter le problème des «calories vides», distribuées par l'aliment industriel raffiné.
- Une ration journalière équilibrée doit fournir à l'organisme des protéines, des glucides, des lipides, des sels minéraux, des vitamines et des oligo-éléments.
- Il est raisonnable de diminuer la consommation de produits animaux, générateurs de cholestérol, de maladies cardiovasculaires, d'arthritisme, et de les remplacer par une association régulière de céréales et de légumineuses complètes biologiques.
- Introduire dans les menus des huiles vierges, de première pression à froid, pour assaisonner les salades, les crudités, les légumes cuits, sans les faire cuire.
- Boire 1,5 l d'eau par jour, peu minéralisée, type Volvic, Mont Roucous.

L'application de ces règles de base est capitale pour obtenir une reminéralisation naturelle. Néanmoins, il convient de faire appel aux compléments alimentaires, seuls capables d'aider à combler rapidement un état de carence, car ils apportent, sous un faible volume, une concentration importante de principes vitaux. Le chapitre suivant indique, à la fin de chaque saison, les compléments alimentaires à absorber, sous forme de cure, tout au long de l'année.

Adapter les cures et les monodiètes à la vie sociale et à l'environnement

L'homme moderne doit comprendre que manger est autre chose qu'un simple acte de survie. L'aliment participe à la vie de notre corps et à notre équilibre psychique. La nourriture actuelle de l'homme est périlleuse, et l'oblige à avancer en permanence sur le fil d'un rasoir. L'irruption de la chimie dans notre assiette a dépassé le stade de la simple préoccupation : la qualité des eaux est menacée ; les sols subissent des modifications importantes de leur équilibre écologique qui, par conséquence directe, influent sur la composition des plantes ; les pesticides inondent nos aliments ; l'alimentation animale utilise à outrance une antibiothérapie et des anabolisants hormonaux. Sur le plan purement nutritionnel, ces phénomènes conduisent à la naissance d'aliments qui renferment des calories «vides de sens», c'est-à-dire que l'apport qualitatif des substances que nous ingérons est quasiment nul et donne naissance à des situations de maladie, engendrées par l'accumulation de déséquilibres permanents : installation d'un taux de cholestérol important, élévation de la tension artérielle, surcharges pondérales qui s'aggravent au fil des ans. Ces déséquilibres sont le résultat de deux types d'erreurs de notre mode alimentaire :

- une surconsommation quantitative produisant un excès calorique bien supérieur à la dépense énergétique, due essentiellement à l'installation d'une sédentarité nuisible pour l'organisme ;

- un déséquilibre alimentaire provoqué par une consommation excessive de protéines animales – viandes, fromages, poissons gras, charcuterie (qui renferment des acides gras saturés, des corps gras) –, de sucreries raffinées, de boissons alcoolisées, et par une consommation nettement insuffisante en substances végétales : fruits, légumes, salades, céréales, créant un appauvrissement d'apport en fibres végétales, en vitamines, sels minéraux et oligo-éléments. L'homme s'astreint tout seul, dans son ignorance, à l'application d'un véritable «régime de famine», en autorisant régulièrement dans son assiette la présence d'invités qui provoquent les maladies dites de civilisation.

Maintenant conscient et alerté par ce problème, l'homme nouveau peut choisir son alimentation, et vérifier le bien-fondé d'un équilibre apporté par les végétaux issus de l'agriculture biologique et biodynamique. Choisissons dès aujourd'hui de nous tourner délibérément vers ces aliments sains, à la fois porteurs des éléments nécessaires à notre vie, mais aussi chargés de la plus importante source d'énergie, l'énergie solaire. Cette énergie globale, renouvelée sans cesse au cours de notre existence par l'aliment, assure le bon équilibre de notre organisme et construit notre système immunitaire, véritable ministre de la défense de nos réactions face aux agressions de la maladie, intervenant à la hauteur de la qualité de notre nourriture.

Avant d'entreprendre une cure

Santé et alimentation étant intimement liées, l'application d'une cure ou d'une monodiète permet de bénéficier des propriétés thérapeutiques et préventives des fruits et des légumes. Pour cela, quelques règles essentielles sont à respecter :

- Choisir d'effectuer une cure ou une monodiète uniquement après un temps de préparation psychologique destiné à comprendre et accepter le bien-fondé de cette pratique. Il est capital d'être en plein accord avec soi-même, car vivre une cure comme une privation aboutirait à des résultats nuls. Si une cure d'une semaine paraît une performance irréalisable dans un premier temps, commencer par mettre en application une monodiète d'une journée, avec votre fruit préféré, et renouveler l'expérience deux ou trois fois. Passer ensuite à une monodiète de 3 jours, et après à une cure de longue durée. Il convient toutefois d'être prêt à faire l'essai, sans préjugés, sans écouter les «tu ne vas pas tenir… tu auras faim… tu vas tomber malade… tu ne vas pas y arriver… etc.»!

- Choisir sa cure en fonction de ses préférences gustatives est capital pour un bon déroulement des opérations : certaines personnes s'en tiendront, sans éprouver de manque, à un seul aliment ; d'autres préféreront un choix plus diversifié avec des fruits et des légumes.

- Bien choisir la période de mise en application, sans contrainte ni sentiment quelconque de renoncement ; sans cela la faim s'éveillera et une attitude de refus et d'opposition s'ensuivra.

- Se libérer de toutes les obligations professionnelles et des contraintes familiales. Éviter de continuer une activité professionnelle, si prenante soit-elle, en même temps que la pratique d'une cure, car l'organisme se trouvera «déboussolé»: il ne saura pas s'il doit fournir de l'énergie pour assurer l'activité professionnelle ou s'il doit respecter la mise au repos alimentaire pour éliminer. Ce procédé engendre un phénomène inverse à celui recherché en créant des perturbations organiques supplémentaires.

- Vivre sa cure comme un mode de vie s'inscrit dans la nature des choses et comme la meilleure façon de rester en forme physique, psychique et intellectuelle.

- S'organiser pour éviter les tentations, surtout la première fois : faire ses courses la veille et prévoir les quantités nécessaires pour ne pas avoir besoin de se réapprovisionner.

- Pour être pleinement bénéfique, il est souhaitable d'observer un temps de repos, entièrement consacré à la réalisation de la cure ou de la monodiète. «Vivre sur soi» le jour, comme nous le faisons habituellement la nuit, afin d'optimiser le métabolisme et ses phases de destruction, transformation et élaboration. C'est dans ses réserves que l'individu puise l'énergie indispensable à ce processus, qui se trouvera accéléré par le respect de la mise au repos diurne. Environ 30 % de l'énergie du métabolisme sont utilisés pour parfaire la digestion. C'est sur cette économie, cette façon de vivre sur ses réserves, qu'il sera possible de mener à bien et à terme une cure de plusieurs jours, sans éprouver la sensation de faim, en observant les temps de repos. L'énergie mise ainsi en réserve est consacrée à une meilleure élimination des déchets et des toxines.

- Mettre ce laps de temps à profit pour une rencontre avec soi, en tête à tête, pour se retrouver et écouter son maître intérieur. De là naîtront les bonnes résolutions à mettre en application pour la reprise alimentaire, à la fin de la cure.

- Transformer délibérément une cure ou une monodiète en véritable cure de beauté en vous offrant la tendresse d'un bain moussant, agrémenté d'essences de marjolaine et de pin pour leurs vertus apaisantes, ou de cannelle et de muscade pour leurs propriétés tonifiantes. Se laisser aller à la paresse pendant 20 minutes, dans la douce torpeur des bulles, est le meilleur moyen de parvenir au repos de l'esprit. Une douche fraîche termine le bain, la tiédeur d'un peignoir s'enroule autour du corps bien séché, et un repos, dans le noir, à l'abri sous une couverture, est le meilleur moyen de récupérer en se laissant aller à somnoler. Pendant ce temps, l'élimination poursuit sa route. Au réveil, s'enduire le corps avec un lait hydratant, en massant doucement avec la paume des mains pour réapprendre le corps et éprouver une délicieuse sensation de quiétude.

- Enfin, inviter à vos cures et monodiètes ces merveilleux aromates, véritables magiciens des préparations les plus simples, qui apportent une petite note de raffinement et ensoleillent vos aliments. Penser à les utiliser abondamment dans vos cures pour vous tenir la plus agréable des compagnies.

Tenir compte de sa personnalité

La diététique a toujours existé, mais l'interprétation de ce mot varie suivant les individus : pour certains, elle représente une hygiène de vie, alors que pour d'autres elle constitue une contrainte, un «régime». Si nous l'appliquons au sens strict de la définition, le mot diététique vient du grec *diaeta*, qui signifie *diète*. Le *Petit Larousse illustré* nous indique que c'est «une science ayant pour objet l'étude de la valeur alimentaire des denrées et celle des maladies entraînées par une mauvaise nutrition». La nutrition constitue, quant à elle, «un ensemble des fonctions organiques de transformation et d'utilisation des aliments pour la naissance et l'activité d'un être vivant, telles que le broyage des proies solides (!) dans la bouche, la digestion, l'absorption, l'assimilation, l'excrétion, la respiration et la circulation». Si nous choisissons de nous alimenter en considérant dorénavant la valeur alimentaire de nos denrées biologiques complètes, la diététique ne servira plus à restreindre l'alimentation pour chasser la maladie, et nous libérerons ainsi pleinement nos fonctions organiques pour leur permettre de réaliser leurs vocations d'assimilation et de transformation des aliments.

Nous avons évoqué précédemment que ces principes étaient aussi soumis à notre psychisme, en quelque sorte à notre façon de digérer les événements «par le mal». C'est ici qu'entrent en jeu les composantes de notre personnalité, car deux personnes ayant la même façon de s'alimenter auront des réactions complètement différentes. De même, les comportements alimentaires varient avec les individus : il est capital de trouver le sien. La diététique se doit de respecter l'individu dans sa globalité, et il est nécessaire que chacun connaisse son propre fonctionnement. Ce qui convient à une personne peut s'avérer totalement néfaste et inadapté à une autre.

Pour bien comprendre cela, il est important de souligner qu'il existe différents types morphologiques : cette tendance fondamentale, liée à notre constitution, n'est pas une fantaisie de la nature et ne peut en aucune façon être contrecarrée. Dans chaque individu prédomine un des quatre systèmes qui composent notre organisme : systèmes digestif, respiratoire, musculaire et nerveux. C'est à Hippocrate, médecin grec du IVe siècle av. J.-C., que l'on doit cette mise en évidence. Cette prédominance détermine notre tempérament, mais aussi et surtout concerne la digestion des aliments et notre capacité d'assimilation. Cette dernière est capitale dans le processus des cures et des monodiètes, pour nous permettre de recevoir au mieux les propriétés des fruits et des légumes retenus pour nos cures.

De toute évidence, le «sens gustatif nouveau» de nos contemporains s'est modifié et correspond à une idéologie où les notions d'hygiène, de santé et l'angoisse généralisée devant l'inexplicable de la mort tiennent une place prépondérante. Retenons que, pour bénéficier au mieux de l'application des cures et des monodiètes, il est nécessaire de cerner les dispositions naturelles de chacun. Une cure ou une monodiète peut s'instaurer à n'importe quelle saison, mais le tempérament naturel de chacun prédispose à retenir un aliment plutôt qu'un autre, en raison de ses dispositions naturelles de digestion et d'assimilation.

Adapter sa cure à son signe astrologique

Il serait fastidieux de rentrer dans le détail de chacun des grands groupes qui nous composent, et nous laissons le lecteur consulter les ouvrages relevés dans la bibliographie à ce sujet. Pour plus de facilité et pour assurer une meilleure application pratique des cures et des monodiètes, nous nous limiterons à un langage emprunté à l'astrologie, non pas que l'astrologie soit limitative, mais dans le seul but de permettre une reconnaissance rapide de chacun de nous à travers son signe solaire. Ce dernier détermine les aliments à retenir plus particulièrement pour une cure ou une monodiète, en fonction des facultés d'assimilation propres à chaque signe.

Les signes solaires habités par le feu brûlant de leur nature expansive gagneront à inclure dans leur cure ou monodiète des végétaux qui poussent à la surface de la terre et leur organisme a besoin des forces du soleil : ce sont eux qui assimilent le mieux les aliments crus.

Le signe du bélier est en concordance avec les baies rouges, la rhubarbe rouge, et les végétaux au goût brûlant : les radis, les piments, les oignons, la moutarde. Une cure de fraises, de cerises, de tomates convient à ce tempérament.

Le signe du lion a besoin de forces vivifiantes des aliments de couleur jaune, soumis directement aux rayons solaires et concentrés en vitamine C. Il gagnera à effectuer une cure de jus d'agrume, de pêches jaunes.

Le signe du sagittaire bénéficie des vertus des aliments teintés de cramoisi et d'or, patiemment mûris par les rayons directs de l'astre solaire. La cure de raisin s'adresse tout particulièrement à cette personnalité.

Les signes solaires régis par la terre sont en harmonie avec les végétaux qui croissent sous la terre ou dans le sol, et ils ont besoin plus particulièrement de récupérer les forces de la terre. Ils demandent une quantité plus importante d'aliments par rapport à l'ensemble des autres signes.

Le signe du taureau apprécie les légumes et les plantes de couleur jaune, plus particulièrement les patates douces, les carottes, les betteraves jaunes, les haricots beurre ; une cure de carottes, ou de jus de carotte, lui sera bénéfique, ainsi qu'une cure de légumes dits verts aux couleurs jaune clair : courge sucrine, oignon paille, haricot beurre.

Le signe de la vierge est sensible aux aliments de l'automne aux tons cuivrés, qui lui apportent santé et le rassasient : les céréales lui conviennent particulièrement : orge, avoine, seigle, blé, et une cure de riz lui sera très profitable, ainsi qu'une cure de raisin pour le reminéraliser, et une cure de châtaignes pour le tonifier.

Le signe du capricorne est celui qui assimile le mieux les aliments plus riches par rapport aux autres signes de terre. Il s'accommode d'une diète plus riche, avec des aliments qui poussent dans la terre : une cure de légumes verts répond à son besoin d'aliments, en ajoutant des petits amylacés de couleur blanche : navet, chou-fleur, cœurs de palmier.

Les signes solaires régis par l'eau s'attacheront davantage à consommer des fruits et des légumes aqueux, et ils ont davantage besoin des forces de la terre.

Le signe du cancer apprécie les fruits et les légumes qui ont besoin d'ombre et qui sont touchés indirectement par les rayons du soleil, cachés au milieu du feuillage : tels le concombre, le melon, la courge. La cure de melon est indiquée tout particulièrement.

Le signe du scorpion est sensible aux fruits et aux légumes rouges et jaunes : pêches jaunes, abricots, cerises, fraises, poivrons rouges, tomates : les cures qui lui conviennent ne manquent pas à son palais exigeant !

Le signe des poissons assimile au mieux les fruits et les légumes tropicaux, type dattes, grenades, figues, ainsi que tous les légumes qui poussent dans la terre : une cure de fruits frais/fruits secs est idéale pour le tonifier en hiver, et une cure de melons d'Espagne, appelés *verdaou* (melon vert), l'aidera à franchir le cap de la chaleur estivale.

Les signes solaires régis par l'air ont besoin des forces du soleil.

Le signe des gémeaux a la chance de s'harmoniser avec le monde des légumes, surtout les légumes verts à la peau mauve, et les fruits acides, qui croissent au-dessus de la terre. Il recherche davantage une diète plus variée, type cure de légumes verts, qu'une cure prolongée avec un même aliment. L'aubergine lui convient parfaitement, à ajouter à d'autres légumes verts, ainsi que la cure de raisin de préférence avec du raisin noir muscat, à la condition de la conduire sur une courte durée, quitte à la renouveler plusieurs fois. Une cure de jus d'agrume a aussi son agrément.

Le signe du verseau est celui qui a le moins besoin de nourriture ; son assimilation est plus précisément tournée vers les fruits et les légumes blancs : céleri, asperges, aubergine blanche, céleri-rave, chou blanc, poires, et vers tous les légumes blancs contenant de l'amidon : chou-fleur, navets, pommes de terre. Une cure de légumes verts est bien adaptée à son assimilation.

Le signe de la balance est en concordance avec les fruits rouges et jaunes, cramoisis, et tous les légumes qui poussent à la surface de la terre. La cure de raisin est efficace, mais raccourcie, car sa nature a du mal à s'adapter à la monotonie. Une cure de légumes verts, une monodiète de fraises, cerises, abricots, prunes, fruits frais/fruits oléagineux lui seront profitables.

Voilà terminé un parcours initiatique qui va permettre à chacun d'entre nous de se laisser porter vers les fruits et les légumes que notre tempérament naturel est le mieux enclin à assimiler. Il ne nous reste plus qu'à effectuer notre choix gustatif avant de commencer notre désintoxication.

Les effets des cures et des monodiètes

L'application d'une cure ou d'une monodiète est à retenir pour se désintoxiquer et chasser les toxines, se revitaliser, et accessoirement pour maigrir. La perte pondérale observée pendant une cure ou une monodiète doit être prise en tant que facteur d'évacuation des toxines et des impuretés accumulées dans les organes (foie, reins, intestins, poumons, peau) par la mise en œuvre de leurs fonctions d'élimination, et non pas en tant que fonte graisseuse ou musculaire.

Une perte de poids de l'ordre de 1 à 5 kg est observable, en fonction du choix de la cure, de sa durée, de notre tempérament à éliminer plus ou moins rapidement, mais ce n'est pas systématique.

Par contre, la rénovation de l'organisme est immédiate, par le respect de son processus d'épuration, véritable retour aux sources de ses fonctions initiales, par accélération de l'élimination de substances toxiques.

Les résultats secondaires s'observent par un éclat de l'épiderme qui gagne en transparence : la peau se veloute et se raffermit comme un fruit bien mûr, gorgé des principes nutritifs vivants. Les tissus sont plus fermes, mieux oxygénés, «décrassés». La pratique d'une cure de saison : cure de raisins à l'automne, cure de choux en hiver, cure de pommes au printemps... constitue le meilleur traitement préventif du vieillissement prématuré, car l'organisme se trouve non seulement débarrassé des déchets qui l'encombrent, mais gagne aussi une tonicité et une amélioration des conditions physiques indéniables.

C'est une véritable cure de jouvence, pour un retour sur soi, une «autoguérison», vers une meilleure connaissance de ses possibilités, par la redécouverte d'un instinct quelque peu mis en sommeil par la vie trépidante moderne. Un nouveau bien-être apparaît avec une meilleure endurance : au froid, à l'effort physique, aux épreuves psychiques. Cures antistress par excellence, génératrices d'un meilleur sommeil récupérateur, qui gagne en profondeur et en durée.

L'esprit retrouve une meilleure ouverture et une clarté nouvelle apparaît. Des idées lumineuses jaillissent, libératrices de notre côté créatif emprisonné par la cadence effrénée de notre vie journalière. La communication avec notre moi profond a été restaurée, nous offrant la possibilité de décrypter les messages qui nous appartiennent en propre : une vision différente des choses apparaît. Un réalisme humble se dégage permettant de mieux comprendre les autres, car nous venons d'accomplir l'effort nécessaire à la compréhension de nous-mêmes : c'est là que réside le miracle de la pratique d'une cure ou d'une monodiète.

□

2 L'énergétique des quatre saisons

> Créateur mon frère, percevoir le printemps, l'été, l'automne et l'hiver avec une acuité de plus en plus exacerbée prouve que l'âme, bien loin d'être un concept, est un paramètre perpétuellement mobile quant au sentir vrai et profond de la vie.
>
> Daniel Pons

▪

Les saisons impriment aux fruits et aux légumes leurs principes actifs : être à l'écoute du rythme des saisons optimise la vitalité de l'organisme, qui se trouve ainsi gorgé des éléments nutritifs fondamentaux de la terre.

Les fruits et les légumes dégustés dans leur saison d'origine augmentent l'assimilation des vitamines et des minéraux dont ils sont chargés, mais surtout potentialisent leurs valeurs énergétiques incomparables, véritables révélateurs de la plus fidèle des protections contre la maladie.

N'oublions pas que nos cellules se nourrissent d'énergies électromagnétiques en provenance de la lumière solaire : il n'est rien de plus sain que des fruits et des légumes frais, de provenance biologique, consommés dans leur saison de pousse originelle, pour dynamiser des énergies et nous les transmettre car ils sont alors porteurs de toutes les étapes de leur développement biologique. L'homme se doit de reconstruire son image à celle de la nature : il est capital pour la sauvegarde de notre santé de consommer les fruits et les légumes dans leur saison de pousse. Alors seulement, peut apparaître la *diététique dynamique*, véritable impulsion de la science spirituelle vers un hygiénisme alimentaire en accord avec notre temps et l'harmonie universelle.

Il convient de prendre certaines précautions pour préserver au maximum les qualités thérapeutiques et nutritives de la flore nourricière. Il ne faut pas oublier que chaque plante – qui désigne ici toute la flore nourricière – est un organe vivant, tué au moment de sa cueillette. La mort d'un organisme implique inévitablement la mise en route d'un processus de dégradation qui s'accentue entre le moment où il est cueilli et celui de sa consommation.

L'aliment cru reste le plus sain et le plus vitalisant, c'est aussi le plus riche en vitamines, sels minéraux et oligo-éléments car c'est un aliment de nutrition proche de la structure cellulaire. Il est essentiel de ne pas perdre de vue que la cuisson, aussi bien faite soit-elle, va désorganiser ses éléments constitutifs : l'aliment cuit sera toujours de qualité nutritionnelle inférieure à l'aliment cru car la cuisson dépotentialise, c'est-à-dire diminue la quantité d'énergie disponible, emmagasinée par l'aliment.

Il faut donc :

- Utiliser des fruits et des légumes sains, c'est-à-dire non intoxicants et non carencés, exempts de traitements artificiels hautement toxiques, le plus proche possible de leur composition originelle.
- Choisir les fruits fermes mais *mûrs à point*, parfumés.
- Préférer les légumes pourvus de leurs fanes : elles indiquent le degré de fraîcheur par leur brillance, leur couleur bien verte : elles se doivent d'être toniques, craquantes.

- Exiger des légumes «racines» (carotte, navet, betterave…) avec des fruits fermes, croquants : éviter complètement les légumes ramollis, aux fanes jaunies, ou les légumes trop bien brossés et lissés pour être «honnêtes».
- Choisir de préférence des «plantes» dont la provenance est mentionnée sur la cagette de transport, et le plus près possible de son propre lieu d'habitation : l'idéal est de cueillir un fruit ou un légume et de le consommer sur-le-champ. Mais cela n'est possible que pour un nombre restreint de privilégiés qui possèdent un jardin. Profiter à ce moment-là de la période des vacances pour s'en souvenir et partir à la cueillette de fruits et de légumes sauvages pour effectuer une cure ou une monodiète.
- Bannir les aliments déjà épluchés, en sachets.
- D'autre part, l'activité thérapeutique diminue avec le temps de transport et de stockage : éviter de laisser «à la traîne» des fruits et des légumes, ne pas les passer brutalement du chaud au froid, du panier au réfrigérateur, sinon leurs précieuses molécules se trouveront dépossédées de leur vitalité.

Au retour du marché, prendre soin en priorité des légumes aux feuillages verts : blettes, épinards, salades, cresson, oseille : les nettoyer immédiatement par un bref passage sous l'eau fraîche, sans les laisser tremper, et commencer par consommer ceux-là, à plus forte raison si vous les réservez à une cure ou une monodiète.

Conserver les autres dans un endroit frais, non réfrigérant : l'idéal est d'acheter chaque jour les plantes de la journée.

L'énergétique du printemps

L'arrivée de Monsieur Printemps signe le début d'un cycle de renouveau. Cette époque de l'année concorde avec une remise en circulation des énergies. La lente gestation souterraine de l'hiver libère le principe de vie par l'intermédiaire de la sève, qui communique son enthousiasme à tout ce qui est Vie. L'éclatement des bourgeons, comme trop longtemps contenus, souligne la puissance de l'éclosion de la nature comme une magistrale fête organisée en son honneur.

L'être humain participe aussi à cette explosion de la nature, qui est une règle universelle. Une lumière nouvelle pare le moindre recoin, l'envie de renouveau nous habite : le grand nettoyage de printemps n'est pas une expression vaine ! Mais il est consacré, la plupart du temps, à faire le ménage de l'intérieur de nos habitations bien plus que de l'intérieur de nos corps. Aussi, prenons la ferme décision, au printemps prochain, de nous pencher sérieusement sur la montée de «notre» sève, et faire participer notre organisme à cette fête printanière : il nous le rendra bien !

Dame nature détient en ses flancs généreux tous les éléments nécessaires à cette transformation. Observons attentivement les richesses placées à notre portée en consacrant une attention particulière aux plantes, herbes et aromates destinés à cette transformation. À nous de les utiliser car ils ne demandent qu'à participer à notre renouveau.

Le printemps est par excellence la saison au cours de laquelle le sang se régénère rapidement. Afin d'abonder dans ce sens et d'aider au mieux ce travail, il convient de consommer à profusion des pissenlits, de l'oseille, des épinards, de la chicorée, de la cornette, des jeunes pousses d'orties blanches, des artichauts nouveaux, des pois frais, des radis noirs, sous forme de salades dépuratives et de potages revitalisants. Leur consommation en pleine conscience de

Les aliments du printemps

Les aliments du printemps qui vont vous permettre de respecter l'énergétique de cette saison :

Légumes verts

asperge, bette, céleri, chou rouge, chou vert, chou blanc, échalote, oignon frais, poireau, radis rose, radis noir, céleri-rave, topinambour.

Légumes amylacés

artichaut, betterave, carotte, fève fraîche, navet, petit pois frais, pomme de terre, chou-fleur.

Protéines végétales

avocat, champignon, amande, noix, noisette, soja, olive.

Salades vertes

endive, scarole, pissenlit, chicorée, chicorée frisée, mâche, cresson, laitue, ortie blanche.

Céréales

riz, soja, blé, boulgour, pilpil de blé ou de riz, épeautre, sarrasin, avoine, orge, millet.

Légumineuses

lentille, pois cassé, haricot blanc, haricot rouge, pois chiche.

Fruits

banane, cerise, fraise, poire, pomme, citron, orange, pamplemousse, datte.

Fruits secs

raisin, figue, banane, tous les fruits secs en général.

Plantes potagères et sauvages

ail, anis vert, armoise, aubier, bardane, basilic, cannelle, céleri, estragon, fenouil, fenugrec, gingembre, girofle, mélisse, menthe, prèle, romarin, sarriette, thé Mu, thym, persil.

leurs propriétés renforcera le pouvoir qui les anime et notre organisme assimilera pleinement leurs effets thérapeutiques.

Le printemps est aussi la saison qui voit apparaître les premiers fruits rouges aux délicieux parfums : la fraise dépurative et reminéralisante, à consommer de préférence le matin à jeun, la cerise, diurétique et reminéralisante, dépurative, et aussi la tonique rhubarbe.

Profiter de l'explosion de la nature pour redécouvrir ses bienfaits, et partir faire la cueillette de pissenlits et de chicorées sauvages, d'amandes sauvages, reconstituantes de la cellule nerveuse, d'asparagus sauvages, dépuratifs du sang.

Le printemps est la période idéale pour faire une cure ou une monodiète afin de favoriser la désintoxication, l'épuration et permettre la régénération du sang. La fatigue et la grisaille de l'hiver s'éloignent pour faire apparaître l'arc-en-ciel lumineux qui sommeille en chacun de nous.

Les compléments alimentaires du printemps

La reminéralisation est à l'honneur après une cure de printemps, et il est nécessaire aussi d'intervenir pour aider l'organisme à repartir dans ce cycle nouveau.

Une cure de prèle est tout à fait indiquée pour ses vertus reminéralisantes puissantes et son action antifatigue : elle est également antirhumatismale et augmente les défenses immunitaires. Choisir des compléments alimentaires qui contiennent la plante entière, soit sous forme de gélules, à raison de 6 par jour à prendre par 2 au cours des trois repas principaux ; soit sous forme d'extrait de plantes fraîches (E.P.F.) à raison de trois fois 15 gouttes dans un demi-verre d'eau avant les trois principaux repas. À poursuivre pendant un mois.

Excellent tonique général, *une cure de miel de romarin* chasse la fatigue, augmente l'action cholagogue et cholérétique, tonifie la circulation : prendre, à jeun, une cuillère à soupe de miel de romarin pendant un mois. Prendre le petit-déjeuner une demi-heure après.

Une cure d'éleuthérocoque, ou *ginseng russe*, augmente les capacités physiques et intellectuelles par stimulation du système nerveux central et exerce une action antifatigue et antistress : il diminue la fréquence des maladies dues au froid : son action de stimulation générale autorise des doses importantes en cas de grande fatigue, mais il convient d'éviter d'en absorber en fin d'après-midi et le soir. Effectuer une cure soit avec des gélules de poudre à raison de 2 gélules trois fois par jour ; soit avec de l'extrait de plantes fraîches (E.P.F.) à raison de 20 gouttes dans un peu d'eau, trois fois par jour, en dehors des repas.

Pour les personnes qui attrapent des coups de soleil avant de bronzer, ou tout simplement pour préparer la peau à recevoir les rayons brûlants de l'astre solaire, *une cure de macérat huileux de carotte* est indiquée en cette période de l'année, à raison de 2 capsules le matin au petit-déjeuner pendant un mois. Alterner le mois suivant avec des gélules d'huile de germes de blé, ou par l'adjonction dans les salades d'une cuillerée à soupe d'huile de germes de blé, en fonction du goût de chacun.

Pour prévenir le rhume des foins, purifier le sang, drainer le foie et la vésicule biliaire, et se reminéraliser, grâce à sa forte concentration en fer, ainsi que pour son action diurétique, *une cure d'ortie* est recommandée. Les présentations les plus pratiques se font sous la forme de gélules de poudre, à raison de 2 gélules trois fois par jour, ou de suspension intégrale de plantes fraîches (S.I.P.F.) à raison d'une cuillère-mesure dans un demi-verre d'eau, trois fois par jour, ou d'extrait de plantes fraîches (E.P.F.) à raison de 15 gouttes trois fois par jour, dans un demi-verre d'eau, en dehors des repas.

Il est intéressant aussi d'effectuer une reminéralisation dite «de fond» avec *des minéraux chélatés à action prolongée* : de 1 à 3 comprimés par jour, en fonction du dosage proposé suivant la marque retenue. Cette prise est à suivre pendant un mois : sauf avis d'un spécialiste en la matière, ne pas dépasser la prise de multiminéraux au-delà d'un mois, les surcharges minérales pouvant engendrer autant de problèmes que les carences.

Une cure de jus de bouleau, cet «arbre de la sagesse», est également recommandée aux saisons de transition. Élaboré à partir de jeunes feuilles de bouleau, ses vertus dépuratives et diurétiques aident à drainer toutes les toxines du sang accumulées pendant la saison de l'hiver. Il se présente sous la forme de jus en bouteille, à raison d'une cuillère à soupe dans un peu d'eau, trois fois par jour, ou en ampoules à raison de 2 ampoules réparties dans la journée, pendant 4 semaines.

L'énergétique de l'été

L'été se fête avec l'éclatement du parfum des fruits et des légumes, ainsi que des plantes : réjouissance du palais, de la vue, de l'odorat. Un fruit, un légume d'été s'achètent avec tous les sens émerveillés. Toute la subtilité des essences enchante nos appétits et nourrit notre corps de leurs éléments visibles, mais aussi invisibles. L'aliment de l'été est porteur d'une nourriture alchimique qui vient fortifier et illuminer tous les centres de notre être.

Saison chaude par excellence, il convient de prendre quelques précautions afin d'éviter à l'organisme un encrassement d'autant plus sensible que la température extérieure sera élevée.

- Ne pas surcharger l'organisme par des aliments trop riches en matières grasses : les lipides sont des substances de réserve hautement énergétiques assurant entre autres la production de la chaleur. Une consommation mal adaptée à la saison provoquera inévitablement un surcroît de chaleur que l'organisme aura bien du mal à évacuer. La durée de la digestion sera augmentée par un alourdissement excessif du bol alimentaire trop riche en matières grasses, générant une somnolence accrue, déjà sensible par forte chaleur : facteur de récupération importante, ne pas hésiter à faire la sieste après les repas si le besoin s'en fait sentir.

- Choisir des aliments de grande vitalité, mais de digestion aisée, en rapport avec la dépense énergétique qui atteint son point culminant en cette période de l'année : les fruits et les légumes répondent à ce besoin par leur grande digestibilité, et leur richesse en eau permet de compenser la déperdition hydrique particulièrement importante par forte chaleur.
- Préférer les fruits et les légumes crus, mais ne pas exagérer cependant la consommation de crudités. Répartir harmonieusement les aliments crus et cuits afin d'éviter les ballonnements et les désordres intestinaux fréquents en cette saison et accentués par la chaleur. L'idéal est de consommer moitié crudités, moitié aliments cuits ou décrudits.
- Consommer des repas courts et variés, rapidement préparés, juste avant l'heure du repas pour conserver au mieux les précieuses vitamines.
- Consommer uniquement des céréales rafraîchissantes : maïs, orge, pilpil de blé ou de riz, semoule de couscous, boulgour, accompagnées de légumes désaltérants.
- Les légumineuses disparaissent de l'assiette, sauf quelques pois chiches de circonstance.
- C'est la saison idéale pour effectuer une monodiète ou une cure gourmande, en accord avec l'énergétique du moment.

Les aliments de l'été

Les aliments d'été qui vont vous permettre de respecter cette énergétique :

Légumes verts

aubergine, bette, céleri-rave, chou rouge, chou vert, chou blanc, chou chinois, concombre, cornichon, courgette, fenouil, haricot vert, haricot plat dit «mange-tout», piment, poireau, poivron, radis noir, radis rose.

Légumes amylacés

artichaut, betterave, carotte, fève, navet, petit pois, pomme de terre, chou-fleur.

Protéines végétales

avocat, champignon, noix fraîche, noisette fraîche, amande fraîche, soja, olive.

Salades vertes

batavia, cresson, ortie, oseille, plantain, pourpier, roussette, scarole, tétragone.

Céréales

maïs, orge, millet, pilpil de riz ou de blé, boulgour, semoule de couscous.

Légumineuses

pois chiche.

Fruits

abricot, cassis, cerise, figue, framboise, groseille, melon, mûre, pastèque, pêche, poire, pomme, prune, tomate, raisin.

Plantes potagères et sauvages

aneth, anis, armoise, basilic, bourrache, carvi, cerfeuil, cumin, églantine, estragon, fenouil, genévrier, laurier-sauce, lavande, menthe, moutarde, origan, marjolaine, persil, raifort, réglisse, romarin, rose, sarriette, sauge, serpolet, thym.

Utiliser abondamment les plantes potagères et sauvages sur les aliments qui composent les plats de la monodiète d'épuration et la cure de légumes verts présentées ci-après. Elles renforceront par leurs principes actifs les propriétés des fruits et des légumes.

Les compléments alimentaires de l'été

Par fortes chaleurs, il est intéressant de protéger la muqueuse intestinale d'éventuels désordres dus à la consommation abusive de crudités et de fruits insuffisamment mûrs.

Une cure de levure de bière permet d'assurer cette protection par son action anti-infectieuse, en milieu gastro-duodénal entre autres, et antianémique : elle agit également sur le métabolisme des glucides. Formidable support d'oligo-éléments tels que le sélénium, le chrome, le zinc, le fer, ainsi que de magnésium, de phosphore et de potassium. Véritable concentré de vitamines du groupe B, sa valeur protéinique, riche en acides aminés essentiels, lui confère une importante valeur alimentaire. La cellule de levure est un aliment vivant, véhicule de transport de plusieurs centaines d'enzymes.

L'alimentation diététique propose différentes sortes et marques de levure de bière : d'une manière générale, consommer de 3 à 6 comprimés ou gélules par jour, répartis matin, midi et soir, au moment des repas.

Il est possible d'augmenter les doses par très forte chaleur, ou lors d'une perturbation sensible de la flore intestinale.

Une cure de jus de légumes lacto-fermentés aide également à la régularisation intestinale.

Toujours dans le souci de prémunir la muqueuse intestinale, *une cure de vitamine A* est souhaitable : elle viendra renforcer par exemple une cure d'abricots, car sa présentation sous forme végétale demande un apport plus important. De plus, cette vitamine restaure la qualité de la peau, mise à rude épreuve par les expositions solaires prolongées à cette époque de l'année.

La vitamine E est recommandée comme antioxydant majeur, protecteur du vieillissement par son action contre les radicaux libres : à associer à la vitamine A.

Le sélénium fait cause commune avec les vitamines A et E pour lutter contre les radicaux libres et comme antioxydant : il est réputé pour améliorer la qualité de la peau, entre autres bienfaits. Le marché de la diététique offre des levures alimentaires au sélénium.

Le zinc vient parachever la panoplie estivale avec son action égale à celle du sélénium, en ce qui concerne du moins la partie antioxydante et antivieillissement (il existe également des levures alimentaires enrichies en zinc).

La vitamine C vient renforcer l'action anti-infectieuse : les fruits et les légumes de l'été en sont largement pourvus. Rien ne remplace un aliment naturel de saison tels le cassis, le persil, l'abricot, la groseille, la tomate, le citron, le melon, dont la teneur en bioflavonoïdes, agissant en synergie avec la vitamine C, agit sur la fragilité capillaire particulièrement sensible pendant la saison d'été.

Attention à la prise de vitamine C sous forme synthétique, qui accentue les phénomènes de dessèchement de la peau.

L'énergétique de l'automne

La nature, dans sa prévoyance, a mis à notre disposition un très grand nombre de fruits et de légumes propres à maintenir notre harmonie naturelle, et l'automne n'échappe pas à cette règle universelle. Saison de déclin de la chaleur, l'automne nous offre des journées de beau temps appréciables pour découvrir ses trésors gustatifs. Aussi, partons à la découverte de ses bienfaits, et pour notre plus grande joie, profitons de la saveur des dernières pêches jaunes, des propriétés nutritives de la châtaigne tonique, des vertus du raisin énergétique, reminéralisant et désintoxicant, de l'énergétique du riz, de la richesse minérale de la noix, des délicieuses compotes de pommes et de coings. L'automne est par excellence la saison des champignons sauvages frais, reminéralisants, glanés au hasard des promenades en forêt, orchestrées aux couleurs flamboyantes pour notre émerveillement toujours renouvelé. Penser à respirer toutes narines déployées les bonnes odeurs de terre mouillée par les pluies libératrices et à se gorger du chant d'arômes exhalés par les couches profondes du sol humide. Continuer à consommer un maximum de fruits et de légumes frais avant l'arrivée de l'hiver, ainsi que des salades vertes. Introduire progressivement, à l'approche de la fraîcheur, des pommes de terre, des lentilles, des haricots blancs et rouges frais dans un premier temps, puis secs, et donner encore la préférence aux pois chiches et aux pois cassés. La cure dominante de l'automne est la cure de raisin, que nous allons développer plus en détail.

Tout comme le printemps, l'automne est une saison charnière qui doit permettre le passage de la saison chaude de l'été vers la saison froide de l'hiver qui se manifeste, dans certaines régions, brutalement. De la bonne préparation en automne va dépendre entièrement le déroulement énergétique de l'hiver. Pour cela, il est nécessaire d'effectuer plusieurs monodiètes ou cures, destinées à chasser en premier lieu les toxines accumulées par les fortes chaleurs. Les mots-clés de l'automne sont : désintoxication – reminéralisation – dynamisation. Le mois de septembre est important pour la tonification de la rate afin d'assurer au mieux la production de la chaleur au cours de la saison suivante, ainsi que la détoxination des intestins et des poumons qui, débarrassés de leurs toxines, pourront remplir au mieux leurs fonctions d'assimilation et d'oxygénation. Il est nécessaire «d'aérer» le sang et d'aider la circulation à se rétablir après les fortes chaleurs, et de préparer l'organisme à entrer dans une période de plus grand sommeil récupérateur, à l'image des marmottes de nos montagnes.

Les aliments de l'automne

Les aliments ci-après vont vous permettre de mettre en pratique l'énergétique de cette saison.

Légumes verts

aubergine, bette, cardon, céleri en branches, céleri-rave, chou rouge, chou vert, chou blanc, chou chinois, courgette, échalote, ail, épinard, oignon, poireau, salsifis.

Légumes amylacés

artichaut, betterave, carotte, chou-fleur, navet, pomme de terre, potiron, topinambour.

Protéines végétales

avocat, champignon, amande, noix, noisette, soja, olive, cacahuète, noix de cajou.

Salades vertes

batavia, chicorée, cresson, endive, laitue, mâche, oseille, plantain, roquette, scarole, chicorée frisée.

Céréales

riz, soja, blé, maïs, millet, boulgour, épeautre, graine de couscous.

Légumineuses

pois cassé, pois chiche, haricot blanc, haricot rouge frais, à égrener, et sec, lentille.

Fruits

châtaigne, coing, citron, figue fraîche, mûre, myrtille, cassis, orange, pomme, poire, prune, raisin.

Fruits secs

amande, noisette, figue, banane, et tous les fruits présentés sous leur forme séchée : à consommer au fur et à mesure que l'hiver se rapproche.

Plantes potagères et sauvages

ail, anis vert, angélique, basilic, bardane, carvi, céleri, cumin, estragon, fenouil, genièvre, hysope, laurier-sauce, lavande, marjolaine, prèle, romarin, sauge, sureau, thé Mu, tilleul, thym, vanille, verveine, persil.

Les compléments alimentaires de l'automne

Les acquis énergétiques de l'été ne doivent pas faire oublier les préparatifs de l'automne pour prévenir au mieux les effets du froid à venir. Trait d'union entre la saison chaude et la saison froide, l'automne a pour mission première de désintoxiquer l'organisme, puis de le reminéraliser : en effet, les fortes chaleurs sont souvent à l'origine d'une diminution de la consommation d'aliments indispensables comme les céréales, au profit de fruits et de légumes verts plus rafraîchissants. Et il n'est pas rare de voir se révéler, en automne, une carence minérale et vitaminique. Il convient de revoir la minéralité de fond et permettre la dynamisation, au mieux, en prévision de l'hiver. Pour cela, un drainage des intestins et de l'appareil respiratoire est des plus bénéfiques.

Une *cure de charbon végétal* assurera un bon drainage des intestins. Il existe dans les magasins diététiques du charbon végétal soit sous forme de pastilles à avaler à raison de 4 pastilles le matin à jeun, soit sous forme de poudre : une cuillère à soupe le matin à jeun, soit tel quel, soit dilué dans un tout petit peu d'eau (le charbon ne doit pas être dilué dans une grande quantité d'eau), juste pour le réduire en pommade. Le charbon végétal assainit le milieu intestinal et permet le renouvellement de la flore dans de bonnes conditions. Des intestins bien drainés permettent de décongestionner des bronches encombrées de glaires, dégagent les sinus et permettent ainsi une bien meilleure oxygénation de l'organisme.

Une *cure de thym* est également bénéfique à cette époque de l'année, pour ses vertus antibactériennes et antivirales ; c'est un tonique général et un tonique digestif de l'estomac et des intestins en particulier. Antiseptique très puissant, le thym est tout indiqué en prévention de l'hiver.

Les présentations les plus courantes sont l'infusion, à raison d'une cuillère à soupe de la plante entière et des fleurs pour une tasse d'eau bouillante. Laisser infuser pendant 10 minutes, filtrer et déguster sans adjonction de sucre. À poursuivre pendant 30 jours pour consolider les effets préventifs. Les gélules, à raison de 2 gélules trois fois par jour, à poursuivre pendant 30 jours. La teinture mère (TM) est aussi intéressante, à raison de 20 gouttes dans un demi-verre d'eau, trois fois par jour, mais elle ne convient pas au goût des personnes qui n'aiment pas les arômes puissants et alcoolisés. L'extrait de plantes fraîches (E.P.F.) est à prendre à raison de 15 gouttes dans un demi-verre d'eau, réparties cinq fois dans la journée.

On peut également faire une *cure de miel de thym*, à raison d'une cuillerée à soupe le matin à jeun, pendant 30 jours : prendre le petit-déjeuner 20 minutes minimum après l'ingestion du miel.

Une *cure de gingembre*, aux vertus stimulantes, à la puissante saveur poivrée et brûlante, est parfaite pour énergétiser les intestins et leur apporter la chaleur nécessaire en prévision de l'hiver : choisir d'effectuer cette cure plutôt au mois de novembre pour une meilleure efficacité et obtenir l'effet préventif souhaité. Si vous avez la chance de trouver sur le marché ces curieux rhizomes, il est possible d'en faire des tisanes toniques : attention à la puissance de son parfum et à ne pas exagérer les quantités : une demi-cuillère à soupe de rhizome râpé convient pour un bol de boisson. Il est possible également d'adjoindre du gingembre râpé à une quelconque autre tisane de votre choix, et de mélanger le tout.

Les personnes du type nerveux, qui fabriquent continuellement des acides organiques par leur mental, gagneront à effectuer un drainage à base de *griffe du diable* ou *harpagophytum*, de *cassis* aux propriétés également antirhumatismales mais aussi reminéralisantes et tonifiantes, qui existent sous différentes présentations.

Les tubercules radicaux de la griffe du diable peuvent se déguster sous forme de décoction, à la condition d'être un adepte de la saveur amère : faire une cure de 21 jours à raison d'une cuillère à soupe de racine pour un ½ litre d'eau ; faire bouillir pendant

10 minutes, infuser pendant 5 minutes et filtrer. À préparer la veille pour une bonne infusion et boire en dehors des repas. La saveur amère peut être évitée avec la présentation en gélules, à raison de trois fois 2 gélules réparties dans la journée, pendant un mois. L'extrait de plantes fraîches est souverain dans les cas de crise de rhumatisme aiguë, d'arthrose, de sciatique, et à titre préventif : 25 gouttes trois fois par jour dans un demi-verre d'eau, en dehors des repas, pendant 30 jours.

La minéralité de fond sera obtenue par la prise d'un comprimé matin et soir de *multiminéraux*, de préférence *chélatés et à action prolongée* : les rayons des magasins diététiques et les pharmacies spécialisées en diététique regorgent de ces préparations. Attention toutefois à choisir un produit correctement dosé : pas assez dosé, les résultats seront insignifiants ; trop dosé, il peut créer des perturbations. Bien lire les étiquettes et demander l'avis d'un spécialiste en la matière.

Une *cure de vitamines du groupe B* est nécessaire à cette époque de l'année en association avec la cure de minéraux afin de permettre l'assimilation correcte de ces vitamines : en effet, la vitamine B1 est assimilée en présence de manganèse, la vitamine B2 en présence de phosphore plus particulièrement, la vitamine B3 (PP) a besoin de tryptophane (acide aminé essentiel) et de phosphore, la vitamine B4 (adénine) de fer et de cuivre, la vitamine B5 de calcium, de vitamines A, C et de ses autres amies du groupe B, la vitamine B6 recherche la compagnie du zinc, du magnésium et du tryptophane, la B7 du cuivre et du fer, la B8 de l'ensemble des autres vitamines du groupe B, la B9 a besoin de la B5 et de la B12, du fer et du cuivre, la fameuse B10 (PABA) doit être associée à l'ensemble des vitamines du groupe B, la B12 a besoin de la B9, du cobalt, du fer et du cuivre, la B15 (acide pangamique) a besoin des vitamines A et E. L'ensemble des vitamines du groupe B a pour caractéristiques essentielles d'assurer la protection du système nerveux, de la peau, des tissus, des phanères ; la résistance au stress, aux infections ; la formation des globules rouges ; et le métabolisme du fer pour prévenir l'anémie. Nous les avons retenues ici comme facteur protecteur du système nerveux, car il est prouvé une moindre résistance nerveuse par temps de grisaille et manque de soleil alors qu'en été ce phénomène est rarissime.

Allier les vitamines B avec la prise minérale pour obtenir les meilleurs effets préventifs.

Il est évident que ces données sont à titre indicatif : le cas particulier de chaque individu doit être examiné par un praticien compétent en la matière.

L'énergétique de l'hiver

Saison de repos de la nature, l'hiver ne produit pratiquement pas de fruits, mais plutôt des légumes dits «racines»: la carotte antianémique, la betterave énergétique et reminéralisante, le navet revitalisant, le salsifis dépuratif du sang et les choux reminéralisants, revitalisants et antianémiques. Éviter de tomber dans le piège de la consommation de légumes verts en provenance de cultures artificielles : ces aliments sont dépourvus de leurs principes vitaux et ne correspondent surtout pas aux besoins énergétiques de la saison. Il est absolument impensable de consommer des courgettes en hiver : la courgette est un légume rafraîchissant et désaltérant, fait pour l'été, et sa consommation ne pourra pas apporter à l'organisme la chaleur dont il a besoin en cette saison. De plus, l'organisme se déprogrammera de ses fonctions naturelles. Saison froide de rigueur, l'hiver exige une nourriture plus calorique car l'organisme fournit un effort plus important pour entretenir une chaleur constante. Il n'est pas souhaitable de surchauffer l'intérieur des habitations, ce qui augmenterait les déperditions hydriques importantes en cette période de l'année. C'est par excellence la saison pour consommer de bons bouillons et de bonnes soupes chaudes pour réchauffer le corps en profondeur et apporter une quantité suffisante de liquides salés pour prévenir les effets de l'évaporation parfois plus importante qu'en été. Les phénomènes d'hypotension liés aux brusques changements de température seront évités en consommant des aliments contenant des sucres à assimilation lente tels les céréales, les légumineuses, les légumes racines, les légumes de couleur orange, les fruits oléagineux, les fruits secs et toute nourriture concentrée, riche de ses principes nutritifs.

D'autre part, il est indispensable de rechercher la précieuse vitamine C dans les agrumes. L'organisme tolère mal les excès que nous lui faisons subir, et devant cette agression, il se rebiffe, plus particulièrement l'hiver où il doit vivre au ralenti. En prévision des fêtes de fin d'année, planifier une monodiète pour éviter de vous retrouver avec de vrais problèmes de stockage et d'élimination en début de nouvelle année. Choisir une cure de pommes, sous forme de compote, et le régal sera mêlé au respect de votre organisme, qui vous en sera reconnaissant.

L'hiver est la saison où toutes les légumineuses sont permises, associées aux précieuses céréales, à raison d'un tiers de légumineuses pour deux tiers de céréales. Profiter abondamment de toutes les salades d'hiver : la mâche, les endives, mais éviter de consommer les pissenlits cultivés présents sur le marché ; attendre le printemps pour qu'ils soient chargés de leurs principes dépuratifs.

En hiver, il est nécessaire d'apprendre à ne pas gaspiller inutilement son énergie : éviter si possible les exercices violents. Une promenade par temps froid et clair sera bien plus profitable, les pieds chaussés dans de chaudes chaussures et protégé par des vêtements chauds : ce sera le meilleur moyen d'éviter les rhumes de la saison et d'assurer une protection idéale contre la grippe, les

Les aliments de l'hiver

Le respect des aliments dans leur saison va vous permettre de profiter au maximum de toute l'énergie qu'ils referment, en correspondance avec les besoins caloriques du moment.

Légumes verts

bette, céleri en branches, céleri-rave, chou rouge, chou vert, chou de Bruxelles, chou chinois, choucroute, courge, fenouil, oignon, poivron, poireau, radis noir, raifort, daïkon, salsifis.

Légumes amylacés

artichaut, betterave, carotte, chou-fleur, potiron, navet, pomme de terre, topinambour.

Protéines végétales

avocat, champignon, soja, noix, noisette, amande, noix de cajou, cacahuète, olive.

Salades vertes

chicorée frisée, endive, épinard, mâche, oseille, romaine, laitue, scarole.

Céréales

riz, blé, avoine, sarrasin, seigle, boulgour, épeautre.

Légumineuses

fève sèche, pois cassé, haricot blanc, haricot rouge, lentille, soja.

Fruits frais

banane, châtaigne, kaki, mandarine, orange, clémentine, pamplemousse, poire, pomme, citron.

défenses immunitaires de l'organisme s'affaiblissant si l'on ne prend pas soin de respirer au grand air. Ce sera aussi une bonne occasion pour vous concocter une tisane revigorante à votre retour de promenade, à base de cynorrhodon, de sarriette, de vanille. Prendre en considération le sommeil qui, à cette époque de l'année, doit être plus long, avec l'absorption, au coucher, d'une bonne tasse de tisane de tilleul, oranger, lavande pour faire de beaux rêves.

Les aliments de l'hiver (suite)

Fruits oléagineux
amande, noisette, noix, noix de cajou, cacahuète, noix de pécan, pistache, pignon.

Fruits secs
abricot, banane, figue, pruneau, datte, raisin, poire, pêche, pomme... tous les fruits sous leur forme séchée.

Plantes potagères et sauvages
armoise, aubier de tilleul, bardane, basilic, camomille, cannelle, coquelicot, curry, cynorrhodon, fenugrec, gingembre, girofle, laurier-sauce, marjolaine, moutarde, paprika, piment, prèle, raifort, reine-des-prés, romarin, safran, sarriette, sauge, thym, vanille.

Les compléments alimentaires de l'hiver

Pendant cette saison, il est souhaitable de maintenir les acquis, sans vraiment chercher à chambouler le cours des choses : il s'agit de préserver et de consolider. Ajouter dans l'alimentation quelques compléments alimentaires destinés à renforcer les bonnes résolutions prises pendant la période automnale afin d'éviter une déminéralisation au printemps prochain.

Une cure de vitamines A et E, associée à de la *bourrache*, est intéressante, à raison d'une gélule par jour, pendant 30 jours. Il existe également des vitamines A et E isolées, mais les effets seront davantage exaltés en les absorbant groupées. La vitamine A restaure la qualité de la peau et la vitamine E est un puissant antioxydant, protectrice du vieillissement par son action antiradicaux libres. Leur association fait cause commune dans la protection de la peau contre la morsure du froid. Une alimentation enrichie en levure alimentaire au sélénium accentuera ces effets.

À propos de l'eau

Dans les pages qui suivent et qui décrivent le déroulement des cures, nous indiquerons souvent de consommer de l'eau minérale. Le mieux est de choisir une eau peu minéralisée et parmi les grandes marques, les eaux de **Volvic** et du **Mont Roucous** sont sans aucun doute les meilleures.

Une cure d'huile de germes de blé, à l'importante concentration en vitamine E, développée pendant la germination du grain de blé, peut être heureusement associée à du bêta-carotène ou provitamine A (forme végétale de la vitamine A, qui est la forme la plus assimilable par l'organisme), à raison de 2 gélules par jour d'huile de germes de blé pendant une semaine – la semaine suivante : 2 gélules de macérat huileux de carotte – et continuer ainsi de suite pendant un mois. À noter que les quantités sont données ici à titre de «compléments alimentaires». Les corrections de carences graves demandent à être approfondies par un personnel compétent en la matière.

Pour éviter les problèmes de pieds froids désagréables, *une cure d'huile de foie de poisson*, concentrée en vitamines A et D, est une aide précieuse par temps glacés : une capsule le matin, au petit-déjeuner, en cure au mois de décembre, permet d'attendre les frimas de janvier avec le sourire.

La vitamine C doit être présente tous les jours, à grandes doses, pour renforcer les défenses immunitaires, la résistance à la fatigue, au stress, et pour consolider les capillaires : le groupe des bioflavonoïdes, regroupant les vitamines C2 et P (rutine), doit être impérativement présent avec la vitamine C pour son action en synergie dans la fragilité capillaire : vitamines des «pieds froids»!

□

3 Cures et monodiètes des quatre saisons

… Il me répondit qu'il ne connaissait point d'hiver, que leurs années n'avaient que trois saisons seulement, à savoir le printemps, l'été, et de ces deux saisons se formait la troisième, l'automne, qui renferme dans le corps des fruits l'esprit du printemps et l'âme de l'été – que c'était dans cette saison que se cueillaient le raisin et la grenade, qui étaient les meilleurs fruits du pays.

Patrick Rivière

Créateur mon frère, il existe dans le feuillage d'or d'automne une profondeur solaire qui peut nous donner, Créateur mon frère, le sentir réel de ce qu'est l'or alchimique : qui peut nous transmettre, Créateur mon frère, le don du véritable savoir-faire.

Daniel Pons

■

Au sortir de chaque saison, l'organisme se trouve en état de surcharges, résultat de nos aberrations alimentaires et de nos saturations psychiques accumulées au fil des semaines. La qualité de notre alimentation actuelle engendre deux phénomènes liés au comportement des pays industrialisés, conséquence fâcheuse de notre mode d'évolution : une carence en nutriments et un excès provoquant une surcharge de l'organisme.

Des équipes de chercheurs tombent d'accord pour signifier que la présence importante d'engrais chimiques et de produits phytosanitaires de synthèse déséquilibre totalement la composition des produits du sol. Il est amèrement constaté que nos aliments comportent moins de vitamines et d'oligo-éléments, mais plus de nitrates et de tous ces nombreux résidus qui tendent, dans l'organisme, de véritables pièges aux nutriments : les engrais, herbicides, antibiotiques, produits hormonaux contenus dans les produits animaux deviennent des substances chélatrices, ôtant toute possibilité d'intervention des substances vitales absorbées par l'organisme. Nous nous trouvons face à un phénomène de carences, lié à une insuffisance en éléments nutritifs fondamentaux : la qualité des cellules reproduites chaque jour est sous la dépendance de la qualité des aliments ingérés et des nutriments assimilés.

L'excès est lié au phénomène d'intoxication permanente du corps par les poisons logés dans certains aliments consommés à outrance : viandes, charcuterie, produits raffinés (pain blanc, céréales blanches, huiles extraites à chaud, margarines hydrogénées...). Ces poisons redoutables pénètrent par effraction dans nos cellules et viennent ainsi ralentir, puis bloquer, à la longue, le processus de fonctionnement normal du corps : bon nombre de surcharges pondérales sont fabriquées et entretenues de cette façon-là !

Il nous appartient de chasser ces indésirables par le biais des cures et des monodiètes, suivies régulièrement au cours des saisons, afin de maintenir notre organisme en état de réponse immunitaire satisfaisante en cas d'agression extérieure. Les compléments alimentaires, joints aux cures de fruits et légumes, viennent renforcer et préserver notre santé par leur action préventive.

Vivre sainement aujourd'hui tient compte de la recherche constante d'un bon équilibre alimentaire, avec la consommation de produits de qualité, le respect d'un bon équilibre psychique, garant de notre harmonie personnelle, et l'application régulière de cures et de monodiètes de fruits et de légumes, accentuée par des compléments alimentaires devenus aujourd'hui indispensables pour notre équilibre.

LES CURES DE PRINTEMPS

Saison de transition importante par sa double responsabilité de clôture des caprices de l'hiver et d'arrivée en douceur de la montée du mercure de l'été, le printemps met en exergue nos états de déminéralisation, résultat de nos surcharges alimentaires carentielles, qui se trouvent accentuées par la montée de la sève nouvelle. Il en résulte une fatigue soudaine et incompréhensible pour certains, «un creux de vague» dont le cap se franchit agréablement par la pratique d'une cure ou d'une monodiète destinée à désintoxiquer l'organisme. Celui-ci se trouve encrassé comme une vieille chaudière et a du mal à redémarrer pour un cycle nouveau. Un état de saturation s'installe avec l'apparition soudaine de rhumes, de bronchites, de sinusites, d'inappétence, de fermentations intestinales, de fatigue, d'irritabilité, phénomènes traduisant à la fois une tentative d'élimination naturelle et une surcharge toxinique importante.

La pratique immédiate d'une monodiète ou d'une cure permet de rétablir les fonctions d'élimination par la stimulation des organes de la digestion, garantie d'une bonne assimilation et d'une nutrition cellulaire correcte. Ce qui nous conduit au deuxième rôle essentiel du printemps : la régénération par la reconstitution des réserves minérales et vitaminiques pour vaincre l'état de déminéralisation désastreux pour notre équilibre journalier. Véritables baumes réparateurs, les cures de printemps préparent l'organisme à recevoir, dans leur troisième phase, la morsure de la chaleur de l'été en jouant un rôle préventif, sur le plan circulatoire notamment.

Pour cela, profiter de l'arrivée du printemps pour chasser immédiatement les toxines emmagasinées par l'hiver, en instaurant une *cure de désintoxication/épuration/régénération.*

Les trois mots-clés du printemps sont :
DÉSINTOXICATION – ÉPURATION – RÉGÉNÉRATION

Cure de désintoxication, épuration, régénération

La période idéale se situe aux alentours de l'équinoxe de printemps, entre le 15 et le 30 mars.

Choisir de préférence une période de repos ou de vacances, ou un week-end prolongé, au moins pour les 3 premiers jours de la cure.

Durée : 6 jours

La désintoxication

Les 3 premiers jours de la cure, s'alimenter uniquement avec des fruits acides ou mi-acides de printemps, des légumes verts et salades de printemps, crus, cuits et en jus, répartis de la façon suivante :

À jeun

1 grand verre de jus d'orange (ou de citron, ou de pamplemousse ou de fraise : voir dans la liste des fruits acides ou mi-acides de printemps pour choisir le fruit de son goût). Il est impératif de choisir *un seul fruit* plutôt que de faire un cocktail de fruits, et changer le deuxième et le troisième matin pour 2 fruits différents. Ajouter ⅓ de verre d'eau minérale[2]. Déguster à petites gorgées, sans adjonction de sucre.

Petit-déjeuner

L'idéal est de consommer entier le même fruit que celui pressé à jeun : 2 oranges, 1 pamplemousse, 2 pommes, 250 g de fraises…

---

[2] Voir encadré p. 52, à propos de l'eau.

Matinée

1 grand verre de jus d'un fruit de printemps, différent de celui du matin.

Déjeuner

$\frac{1}{3}$ de légumes de printemps crus, $\frac{2}{3}$ de légumes de printemps cuits à la vapeur douce, avcc des aromates frais (voir la recette gourmande de la «Julienne de printemps à la fleur de thym», p. 59).

Goûter

1 grand verre de jus d'un fruit mi-acide de printemps. Éviter les jus d'agrume à cet horaire, surtout en cure d'élimination : ils pourraient s'avérer excitatifs pour certaines personnes.

Dîner

$\frac{1}{3}$ de légumes de printemps crus, $\frac{2}{3}$ de légumes de printemps cuits à la vapeur douce, avec des aromates frais.

Dans l'intervalle d'absorption de jus de fruit et de légume, boire une tisane de chiendent à raison de 1 l par jour, en décoction, sans adjonction de sucre. Surnommé le «blé des champs», le chiendent est une graminée qui pousse à l'état sauvage dans les jardins, et ses propriétés diurétiques et dépuratives ne sont plus à démontrer : nous la retenons ici pour ses vertus anticellulitique et éliminatrice de l'éponge rénale.

L'épuration

L'organisme vient d'enregistrer le message de désintoxication. Continuer les 3 jours suivants par la cure d'épuration, plus restrictive que les 3 premiers jours, afin de permettre une bonne élimination : c'est la raison pour laquelle le repos est conseillé afin d'accentuer cette épuration.

Au lever
1 grand bol d'infusion tiède de reine-des-prés + violette + mauve, sans adjonction de sucre, pour leurs vertus diurétiques, purgatives et digestives.

Petit-déjeuner
1 grand verre de jus d'un fruit acide de printemps (voir la liste de «d'énergétique du printemps», p. 35) additionné de ⅓ d'eau minérale, sans adjonction de sucre.

Matinée
1 grand verre de jus de fruit mi-acide de printemps additionné de ⅓ d'eau minérale, sans adjonction de sucre.

Déjeuner
1 grand verre de jus frais de légume vert de printemps : asperges, radis noir, céleri (voir la liste des légumes verts de printemps, p. 35). Important : ne pas mélanger plus de 2 ou 3 jus de légume à la fois, et changer chaque jour. Les jus seront dilués pour ⅓ avec de l'eau minérale.

Goûter
1 grand verre de jus de fruit mi-acide de printemps additionné de ⅓ d'eau minérale, sans adjonction de sucre. Éviter complètement les jus d'agrume à cet horaire.

Dîner
Identique au déjeuner ; intervertir toutefois les légumes par rapport à ceux retenus pour le déjeuner.

Il est capital de respecter la prise des jus de fruit et de légume aux horaires indiqués, et de ne pas les mélanger entre eux ; il pourrait s'ensuivre des fermentations désagréables. Dans l'intervalle, boire

RECETTE GOURMANDE

Julienne de printemps à la fleur de thym

Brosser délicatement 3 jeunes carottes et 2 navets avec leurs fanes, éplucher une douzaine d'asperges vertes, laver rapidement sous l'eau froide un petit céleri en branches. Couper en petits tronçons les carottes et les navets, et les cuire rapidement à la vapeur douce, *al dente*. Détacher les pointes d'asperges et les ajouter 2 minutes à la vapeur douce avec les branches de céleri coupées finement. Disposer dans un plat de service et répartir les fanes ciselées des carottes et des navets. Saupoudrer avec une cuillerée à soupe de fleur de thym et déguster.

au cours de la journée la même tisane que celle des 3 premiers jours. La quantité de liquides ingérés, au total de la journée, est de l'ordre de 2 l à 2,5 l maximum.

La reprise alimentaire s'effectuera suivant les conseils donnés au chapitre 4 (p. 175 et suiv.).

La régénération

La troisième phase, «régénération», est maintenant prête à intervenir. En respectant la reprise alimentaire telle qu'indiquée au chapitre suivant, faire une cure pendant un mois sans interruption des compléments alimentaires indiqués au chapitre «d'énergétique du printemps», et renforcer cette reminéralisation en choisissant un cocktail de jus de légume préventif : vigne rouge – fumeterre – pissenlit, pendant 21 jours. La vigne rouge joue un rôle dépuratif, antianémique, diurétique, laxatif, tonique et vasoconstricteur.

La fumeterre porte le secret de rendre centenaire ceux qui utilisent ses propriétés dépurative, diurétique, détersive, laxative et tonique. Le pissenlit est cholérétique, dépuratif, diurétique, laxatif, stomachique et tonique.

Le commerce de la diététique offre des jus de ces trois plantes, sous forme d'ampoules concentrées respectant l'intégralité des principes vitaux des plantes. Une ampoule de chaque plante, diluées ensemble dans un verre d'eau, constitue une excellente «cure à domicile».

Monodiète de jus d'agrume

Cette monodiète est intéressante à commencer au tout début du printemps. Nous retiendrons l'orange, le citron, le pamplemousse, pour leurs propriétés dépuratives sanguines communes.

L'**orange** vit le jour en Chine, et se répandit dans tout l'Extrême-Orient pour arriver au XVe siècle en Espagne et en Afrique du Nord. Elle est gorgée de vitamine C (50 à 100 mg pour 100 g de jus – suivant la variété et le mode d'extraction et de consommation du jus) et renferme de la provitamine A, des vitamines B1, B2 et E, de nombreux minéraux – calcium, potassium, magnésium, phosphore, sodium –, des oligo-éléments ou éléments traces – manganèse, fer, cuivre, zinc, brome –, des acides tartrique, malique, citrique, et des glucides.

Son action désintoxicante est renforcée par une augmentation des défenses naturelles : elle est préventive contre les maladies infectieuses : une forte consommation de son jus permet d'enrayer un état grippal ou infectieux. Très nutritive, elle exerce une action reminéralisante par son pouvoir fixatif des minéraux. Antihémorragique, elle aide à la fluidification du sang et exerce une action préventive dans les cas de fragilité capillaire. Sa consommation est particulièrement recommandée pour les personnes qui souffrent de jambes lourdes en été – une cure de jus d'orange à long terme exerce une miraculeuse action préventive.

De plus, l'orange est rajeunissante au niveau tissulaire : elle participe à l'entretien de la peau et des muqueuses. Aussi, profiter de l'extraction des jus d'orange pour récupérer la précieuse pulpe et l'appliquer sur le visage parfaitement démaquillé, pendant 15 minutes, pour obtenir les effets de son action antiride.

L'orange est recommandée aux diabétiques pour sa teneur minimale en éléments glycogéniques : 100 g d'oranges pelées contiennent moins d'éléments glycogéniques que 10 g de pain.

La patrie natale du **citron** est commune à celle de l'orange, mais il croît spontanément dans les forêts chaudes de l'Himalaya indien, ainsi que son cousin le cédrat. Ces fruits sont représentés sur des mosaïques romaines du Ier siècle, ce qui atteste et renforce les récits historiques quant à l'emploi par les Romains de fruits pour aromatiser leurs boissons.

Fruit aux nombreuses vertus thérapeutiques, il vient au secours des hyperacidités gastriques et des ulcères d'estomac, et favorise les sécrétions pancréatiques. Une aberration populaire persiste à penser que le jus de citron est acide pour l'organisme : l'erreur provient de sa saveur acide due à la présence notamment d'acides citrique et malique dans ses constituants. Cependant, l'acide citrique est oxydé en cours de digestion, donnant naissance à des carbonates et bicarbonates de calcium, potassium... qui ont pour mission de veiller sur l'alcalinité sanguine. Excellent dépuratif, son action bactéricide et antiseptique en fait un défenseur de l'organisme par son activation des globules blancs, augmentée par sa prévention contre les maladies infectieuses. Le citron est un puissant tonique veineux et joue un rôle de protection vasculaire ; il rafraîchit les jambes lourdes et protège les capillaires. Il fluidifie le sang et son application est recommandée en cas d'hyperviscosité sanguine. Il vient au secours des hypertendus. Son action dépurative renforce son pouvoir de reminéralisation et permet de chasser les acides organiques responsables des rhumatismes, de la goutte, de l'arthrite.

Les vertus du citron sont innombrables, tant en usage interne qu'externe. Nous avons retenu ici celles qui correspondent plus particulièrement à l'application de la cure de jus d'agrume. Pour des détails plus fournis, nous vous conseillons de vous reporter, entre autres, au livre d'Éric Nigelle, *Pouvoirs merveilleux du citron.* Profiter de l'extraction du jus de citron pour récupérer la précieuse pulpe et l'appliquer sur le visage pour bénéficier de ses propriétés antirides.

Le citron est composé de vitamine A (dans la pulpe et le jus) et de carotène (provitamine A dans la peau), des vitamines B1, B2, PP (B3), B5, B6, B8. Il contient 40 à 50 mg de vitamine C pour 100 g de fruits, des minéraux – calcium, phosphore, sodium, potassium – et des éléments traces – manganèse, cuivre, fer, silice, chlore, soufre, zinc.

Le **pamplemousse** est originaire d'Asie, la variété la plus renommée du pamplemousse reste la savoureuse variété dite de Jaffa, en Israël. Ses propriétés dépuratives interviennent surtout dans le drainage du foie et des reins : il stimule la vésicule biliaire et chasse les acides organiques générateurs d'arthrite, de rhumatismes. Il est apéritif et tonique, digestif et rafraîchissant. Il fortifie les capillaires sanguins et certains auteurs lui prêtent un rôle hypotenseur (à vérifier). Il est conseillé dans les affections fébriles et pulmonaires.

Le pamplemousse est composé de glucides, de provitamine A, et des vitamines B1, B2, PP (B3), B5, B6, C (40 mg pour 100 g de fruits), de minéraux – calcium, phosphore, sodium, potassium, magnésium –, d'éléments traces – manganèse, soufre, fer, cuivre, chlore –, d'acide citrique et de pectine.

Déroulement de la cure (30 jours)

Il est *capital* de se procurer des agrumes de provenance biologique. L'extraction des jus se fait à la dernière minute, juste avant de les déguster : *ne pas stocker ou extraire la veille* les jus sous peine de voir disparaître leurs vitamines, notamment la vitamine C et les vitamines hydrosolubles du groupe B. De plus, les jus préparés d'avance vont subir une oxydation.

À jeun

Boire un mélange de jus de 2 oranges, un citron et un pamplemousse, sans adjonction de sucre. Il est possible d'ajouter un peu d'eau minérale, mais il est préférable de le consommer pur.

Attendre 30 minutes pour prendre son petit-déjeuner : en effet, les agrumes sont de biochimie acide et annihilent l'action de l'enzyme salivaire : la ptyaline, destinée à commencer la digestion des amidons (pain, céréales, muesli…) qui pourraient composer le petit-déjeuner. 30 minutes est le temps raisonnable pour permettre à la ptyaline d'entrer en action (voir en fin de livre le tableau des associations alimentaires correctes, p. 186-187).

Déjeuner

30 minutes avant le déjeuner, prendre 1 grand verre de jus d'agrume mélangés, sans adjonction de sucre. Attendre 30 minutes avant de débuter le repas, pour les raisons identiques à celles du petit-déjeuner.

À 17h00

1 grand verre de jus d'agrumes : 1 orange, ½ citron, 1 pamplemousse, sans adjonction de sucre, et sans absorption d'aliments solides en même temps. Ne pas dépasser cet horaire pour l'absorption de jus d'agrumes : certaines personnes sensibles à l'action dynamisante de la vitamine C pourraient présenter des difficultés d'endormissement au moment du coucher.

Variantes à la cure de jus d'agrumes

Pour des raisons personnelles de digestion, ou tout simplement de goût, il est possible de séparer les agrumes et de faire une monocure d'un seul jus d'agrume. Suivant l'agrume retenu, procéder comme suit :

Jus d'orange : durée 30 jours

- 1 jus frais de 3 oranges pressées, à jeun, et prise du petit-déjeuner 30 minutes après ;
- 1 jus frais de 3 oranges pressées, 30 minutes avant l'heure du déjeuner ;
- 1 jus frais de 2 oranges pressées, aux alentours de 17h00 maximum.

Jus de citron : durée 4 semaines

Commencer par le jus d'un demi-citron par jour, à jeun, dilué dans un demi-verre d'eau minérale, et sans adjonction de sucre. Augmenter progressivement à un citron entier par jour, puis 2 citrons, puis 3, ainsi de suite pour atteindre 10 citrons par jour. À partir de 3 citrons par jour, les répartir dans la journée : à jeun, dans la matinée, 30 minutes avant le déjeuner, vers 16-17 heures, pour terminer la journée. Puis redescendre à 9 citrons par jour, puis 8, puis 7, ainsi de suite pour se retrouver le dernier jour à ½ citron à jeun.

RECETTE GOURMANDE

Cocktail d'agrumes

Presser «à la main» 2 oranges, 1 citron et 1 pamplemousse. Ôter les pépins et conserver la pulpe pour des soins esthétiques. Faire couler le jus dans un grand verre, saupoudrer avec de la vanille naturelle en poudre, une pincée de noix de muscade et une petite noix de cardamome ouverte. Remuer délicatement et déguster. Pour les personnes qui supportent mal un goût acide le matin à jeun, l'adjonction des épices douces est un agréable palliatif à ce petit inconvénient et elles pourront bénéficier de leurs propriétés digestives communes.

Jus de pamplemousse : durée 30 jours

- 1 jus frais de 2 pamplemousses à jeun, sans adjonction de sucre (pamplemousse rose, jaune ou rouge) et petit-déjeuner 30 minutes après ;
- 1 jus frais de 2 pamplemousses 30 minutes avant l'heure du déjeuner ;
- 1 jus frais d'un pamplemousse au plus tard à 17h00.

Monodiète de fraises

La merveilleuse odeur de la fraise des bois est devenue un pâle souvenir face aux fraises distribuées par la culture industrielle actuelle. Cependant, il est encore possible de rencontrer des fraises cultivées avec amour par quelques paysans respectueux des secrets de la nature. À moins d'avoir des fraisiers dans son jardin, si vous avez la chance de trouver à proximité de chez vous ces perles devenues rares, autorisez-vous une monodiète de ce fruit succulent, aux propriétés dépuratives indéniables. La fraise est un fruit rafraîchissant, diurétique et laxatif, hautement antigoutteux et antirhumatismal par son pouvoir d'élimination de l'acide urique. Elle régularise les fonctions hépatiques et draine la vésicule biliaire. Elle est hautement revitalisante et convient tout particulièrement aux personnes déminéralisées par son aide précieuse dans les fonctions de fixation des minéraux. Elle veille sur les défenses naturelles de l'organisme et abaisse les tensions artérielles élevées. Elle régularise les glandes endocrines et le système nerveux. Hautement nutritive et antiscorbutique, elle chasse la fatigue. Elle n'est cependant pas recommandée aux personnes présentant une tendance à l'urticaire ou à l'eczéma, et dans les cas de dyspepsies asthéniques. Son sucre, la lévulose, la préconise pour les diabétiques. Elle convient parfaitement aux tempéraments bilieux et sanguins. Elle contient des vitamines B6, C (60-80 mg, suivant sa provenance et son espèce, pour 100 g de fruits), K et E, ainsi que des minéraux – fer, sodium, calcium, silice, et en quantité moins importante du potassium, du magnésium, du phosphore, du soufre, de l'iode, du brome et de l'acide salicylique. Profiter d'effectuer une monodiète de fraises pour bénéficier des propriétés antirides de ce fruit en écrasant à la fourchette quelques fraises, et poser la pulpe sur le visage parfaitement nettoyé, du bout des doigts. Conserver ce masque le plus longtemps possible et rincer à l'eau minérale : le teint se trouvera éclairci et les traits reposés.

Déroulement de la monodiète (6 jours)

Trois jours de préparation : manger uniquement des fruits et des légumes, répartis comme suit.

Petit-déjeuner

1 jus de fraise + 250 g de fraises fraîches nature.

Matinée

1 jus de fruit frais, au choix dans la liste des fruits acides ou mi-acides (voir tableau en fin de livre), sans adjonction de sucre.

Déjeuner

1 verre de jus de légume vert ou de petits farineux (voir tableau indicatif en fin de livre), une crudité avec 3 légumes verts ou salade verte, un légume vert cuit à la vapeur douce.

Goûter

1 grand verre de jus de fruit mi-acide.

Dîner

Identique au déjeuner.

Boire une tisane dépurative dans la journée, en dehors des prises alimentaires, en mélangeant de la gentiane, du pissenlit, de l'artichaut et du boldo, en parties égales : 3 cuillères à soupe pour 1 l d'eau. Faire bouillir 5 minutes et infuser 10 minutes. Filtrer et boire.

Trois jours de diète : manger *uniquement* des fraises en jus et fraîches. À noter : la cuisson n'est pas recommandée pour la chair délicate de la fraise. Elle fait disparaître son parfum exquis et ses vitamines. Utiliser des fruits bien mûrs, de provenance biologique.

À jeun
1 grand verre de jus de fraises mûres à point.

Petit-déjeuner
500 g de fraises nature, sans adjonction de sucre.

Matinée
1 grand verre de jus de fraise.

Déjeuner
500 g de fraises nature, sans adjonction de sucre.

Goûter
1 bol de «fraisier» (voir recette ci-dessous).

Dîner
500 g de fraises bien mûres.

RECETTE GOURMANDE

Le fraisier

Mixer 500 g de fraises mûres avec 1/3 de gousse de vanille fendue en deux dans le sens de la longueur. Déguster sans attendre.

Dans l'intervalle, boire une tisane d'aspérule odorante réalisée avec 50 g de sommités fleuries pour 1 l d'eau bouillante. Laisser infuser 10 minutes, filtrer, et boire dans la journée en dehors de la consommation des fraises, sans adjonction de sucre. L'aspérule odorante était appréciée par le roi de Pologne au XVIIIe siècle pour ses vertus toniques et digestives : elle est cholagogue, cholérétique, dépurative et sédative.

Cure de fraises

Déroulement de la cure (30 jours)

Pour être efficace, la fraise doit être consommée à jeun, à raison de 500 g de fraises tous les matins, en guise de petit-déjeuner. Ne retenir que des fruits bien mûrs, non traités, et sans adjonction de sucre ou de crème fraîche.

En cas de soif, boire une tisane de reine-des-prés et de prèle, de préférence tiède et sans adjonction de sucre : la prèle est reminéralisante par sa grande richesse en silice et la reine-des-prés renforce l'action de la fraise par ses propriétés diurétiques, toniques et anticellulitiques. Cette cure est délicieuse et très vite vous ne pourrez plus vous passer de ce petit-déjeuner à la fois tonique et dépuratif.

Si la sensation de faim se présente dans la matinée, ne pas hésiter à croquer quelques amandes ou noisettes sèches pour patienter jusqu'au déjeuner.

Cure d'asperges

L'asperge est retrouvée dans les cultures de l'Égypte ancienne, au Proche-Orient et dans la Grèce antique. L'époque gallo-romaine voit la diffusion de sa culture en France. Elle pousse en sols sablonneux et le marché nous offre différentes espèces : blanches à pointes violettes et vertes, souvent dures et ligneuses, qui peuvent toutefois être absorbées après cuisson, de préférence à la vapeur douce.

Cousine de l'asperge cultivée, le succulent asparagus sauvage, répandu dans la région méditerranéenne, offre une saveur incomparable à la première, est délicieusement croquant. Qui a eu la chance d'avoir le palais enchanté par ces petites merveilles de la nature trouve bien fades les asperges cultivées. D'autant que les propriétés de l'asperge sont davantage exaltées dans l'espèce sauvage que dans les espèces cultivées. Les propriétés de l'asperge sont nombreuses, à commencer par son action de drainage de tous les émonctoires : reins, intestins, foie, poumons, peau. Elle est fortement diurétique, dépurative et ses vertus reminéralisantes sont remarquables à condition de la consommer crue. Elle est laxative et calme les palpitations cardiaques. Particulièrement reminéralisante, elle est conseillée aux anémiques et aux déminéralisés ; elle est intéressante pour les diabétiques car sa consommation entraîne une diminution de la glycosurie. Enfin, l'asperge fluidifie le sang. Elle est cependant contre-indiquée dans le cas de cystite et de rhumatisme articulaire aigu. Elle sera consommée avec prudence par les insuffisants rénaux. L'asperge renferme des vitamines A, B1, B2, B3 (PP), B5, B6, B9 (acide folique), C, des minéraux – potassium, phosphore, calcium, sodium, fer, manganèse, cuivre, zinc, brome, iode – et de l'asparagine.

Déroulement de la cure (7 jours)

Consommer au déjeuner 50 g de pointes d'asperges râpées crues et 250 g d'asperges cuites à la vapeur douce.

Ajouter d'autres légumes verts ou petits amylacés pour la suite du repas (voir la liste des compatibilités alimentaires, p. 186-187).

RECETTE GOURMANDE

Pointes d'asperges crues aux herbes

Ciseler quelques feuilles de persil et d'estragon frais et les mélanger avec ½ cuillère à café de fleurs de thym et 2 cuillères à soupe d'huile d'olive biologique, de première pression à froid. Découper finement 50 g de pointes d'asperges crues et mélanger avec la sauce aux herbes. Déguster sans attendre.

Monodiète de carottes

La carotte est un des biens alimentaires les plus précieux pour l'homme. Mais encore faut-il trouver des carottes issues de culture biologique, mises au monde par ces paysans soucieux de notre santé : les carottes en provenance de l'agriculture industrialisée sont hautement toxiques pour l'organisme humain. La précieuse peau qui contient toutes ses richesses est envahie par des engrais et pesticides de toutes sortes, sans compter sur la mode nouvelle qui consiste à irradier certains de nos légumes, pour notre plus grande déchéance.

La carotte sauvage était très répandue dans l'Ancien-Monde. La sous-espèce comestible est cultivée depuis environ 2000 ans, et provient d'Asie centrale.

La carotte de printemps présente des propriétés dépurative, tonique, reminéralisante, diurétique. Elle est appréciée par l'intestin pour son action régulatrice, laxative et antidiarrhéique, cicatrisante. L'estomac bénéficie aussi de cette action cicatrisante et antiputride. Elle fluidifie la bile et tonifie le foie. Antianémique, elle intervient dans le processus de croissance, le rachitisme et la déminéralisation. Elle augmente le taux des globules rouges. Elle participe au rajeunissement tissulaire et cutané, active la cicatrisation des plaies et améliore l'acuité visuelle. La composition de ses sucres en lévulose et dextrose la recommande aux diabétiques.

Profiter d'effectuer cette cure interne pour régénérer également votre peau : râper finement une carotte avec sa peau et l'appliquer sur tout le visage : conserver 15 minutes et retirer avec de l'eau minérale. Imprégner un coton avec du jus de carotte et le passer sur tout le visage : vous obtiendrez des traits reposés et assouplirez votre peau.

La carotte est constituée d'une richesse exceptionnelle de vitamine A et de provitamine A (carotène), de vitamines B1, B2, B3 (PP), B5, B6, B9 (acide folique), C et E, de minéraux – fer, phosphore, calcium, sodium, potassium, magnésium, arsenic, manganèse, soufre, cuivre, brome – ainsi que de carotène asparagine et de daucarine. Suivant les goûts de chacun et la disponibilité, deux variantes sont possibles : la monodiète de carottes et la cure de jus de carotte.

Dans les deux cas, ne pas ôter la peau des carottes, mais les brosser rapidement sous l'eau avec une brosse végétale : toutes les précieuses propriétés de la carotte sont contenues dans sa peau.

Déroulement de la cure (3-5 jours)

Consommer uniquement des carottes crues, cuites à la vapeur douce, en jus ou en purée.

À jeun

1 grand verre de jus de carotte.

Petit-déjeuner

⅓ de carottes crues, ⅔ de carottes cuites à la vapeur douce.

Matinée

1 grand verre de jus de carotte.

Déjeuner

- 1 verre de jus de carotte,
- 1 portion de carottes râpées avec la peau,
- 1 purée de carottes printanières ou des carottes cuites à la vapeur douce.

Goûter

1 verre de jus de carotte.

Dîner

Identique au déjeuner.

Dans l'intervalle, boire une tisane de fumeterre, sans adjonction de sucre, à raison de 3 tasses réparties dans la journée, en dehors des prises alimentaires. Connu depuis l'Antiquité pour ses vertus thérapeutiques, le secret de la fumeterre est de rendre centenaire : elle était déjà reconnue au IIe siècle pour ses propriétés dépuratives, plus particulièrement sensibles au niveau de la cellule hépatique et des voies biliaires. Elle est également laxative, diurétique, stomachique et tonique.

RECETTE GOURMANDE

Purée de carottes printanières

Cuire à la vapeur douce 500 g de jeunes carottes avec leur peau et réserver les fanes, si vous avez la chance d'avoir trouvé sur le marché une botte de carottes pourvue de ses fanes vertes bien fraîches. Les réduire en purée et mélanger 1 cuillère à soupe de persil et de menthe ciselés, 2 ou 3 fanes ciselées, et quelques semences de fenouil.

Cure de jus de carotte

Déroulement de la cure (30 jours)

Consommer uniquement du jus de carotte biologique, si vous choisissez d'extraire le jus par vos propres moyens. Sinon, pour des raisons de commodités, il existe en magasins diététiques d'excellents jus de carotte, dont certains sont enrichis en bêta-carotène, ainsi que des concentrés de jus de carotte en ampoules.

À jeun

1 grand verre de jus de carotte nature.

Au déjeuner ou au dîner

En fonction de l'emploi du temps de chacun : 1 grand verre de jus de carotte nature.

Mâcher le jus avant de l'avaler : faire comme si c'était un aliment solide. Ne pas le diluer ni avec de l'eau, ni avec aucun autre jus de légume ou de fruit.

Cure de pissenlit, chicorée, radis noir

Le **pissenlit**, ou «dent de lion», croît à l'état sauvage en Europe, et le XXe siècle le remet au goût du jour : ses propriétés méritent sa réintégration parmi nos bonnes habitudes alimentaires. Puissant draineur du foie et de la vésicule biliaire, il intervient pour décongestionner la cellule hépatique surchargée et la tonifier. Il vole au secours des lithiases biliaire et rénale, et renforce la cellule rénale. Souverain dépuratif sanguin, il chasse le cholestérol, soulage les troubles circulatoires. Il a une action préventive sur la formation des varices et décongestionne les hémorroïdes. C'est un diurétique azoté, ce qui le recommande dans les cas d'augmentation de l'urée sanguine. Il est antirhumatismal, antianémique et antifatigue. Il traite les intestins paresseux et les fermentations. Les dermatoses d'origine hépatique ne lui résistent pas. C'est un allié des traitements anticellulitique et des surcharges pondérales.

Plante, par excellence, des cures de printemps, il contient des vitamines A, B1, B2, B3 (PP), B9 (acide folique), C, et des minéraux – calcium, potassium, fer, magnésium, phosphore, silice, sodium, soufre, manganèse –, des acides palmitique, linoléique, du carotène, de la choline, des diastases.

La **chicorée** sauvage figurait déjà sur les plus anciens papyrus, 4000 ans av. J.-C., et si le bleu lumineux de ses fleurs émerveille toujours nos yeux au détour des chemins, cette plante est considérée, depuis sa découverte, comme un épurateur souverain du sang. Les propriétés de la variété «sauvage» sont plus prononcées que celles de ses cousines l'endive, la chicorée frisée et la scarole. La paresse biliaire bénéficie de l'action de la chicorée, et le foie et la rate se décongestionnent. Tonique général, elle est reminéralisante et antianémique. Son action diurétique la recommande dans les infections urinaires et l'hydropisie. Elle est souveraine pour soulager l'arthrite et les crises de goutte. Légèrement laxative, elle désencombre les intestins en douceur. Elle traite les dermatoses, l'anorexie et l'asthénie, qui ne résistent pas à ses propriétés nutritives.

Elle contient des vitamines B1, B2, B3 (PP), C, K, de la provitamine A, des minéraux – calcium, potassium, phosphore, sodium, fer, magnésium, manganèse, cuivre, zinc –, des acides aminés essentiels, des lipides et de l'amidon. Sa racine contient de l'inuline.

Le **radis noir**, ou «raifort des Parisiens», fait son entrée en France aux alentours de la Renaissance où son action cholagogue est déjà reconnue. Il est souverain pour ses effets cholécystokinétiques qui provoquent la vidange des vésicules encombrées. Il traite l'insuffisance hépatique et les allergies. Il est diurétique, apéritif et digestif. C'est un excellent fortifiant pour les enfants qui présentent des difficultés de croissance, et pour l'asthénie physique et intellectuelle des adolescents. C'est un sédatif du système nerveux et un tonique respiratoire. Il soulage les rhumatismes, la goutte et l'arthrite.

Il contient des vitamines B2, B3 (PP), B5, des minéraux – calcium, potassium, magnésium, phosphore, fer – et une essence sulfurée : le raphanol.

Déroulement de la cure (14 jours)

Les pissenlits retenus pour la cure seront sauvages, de préférence à l'espèce cultivée dont les propriétés sont amoindries. L'idéal est de partir à la cueillette des pissenlits sauvages, et de les ramasser avec leurs boutons floraux non éclos : bien faire attention à ne pas détériorer la racine pour conserver la possibilité de reproduction. Le suc utilisé sera acheté sous forme d'ampoules, dans les magasins diététiques.

La chicorée sauvage est préférable aux autres espèces, mais il n'est pas très facile d'en cueillir. Il est plus facile de trouver sur les marchés l'espèce cultivée, aux jeunes feuilles tendres. Sinon, choisir l'endive, la chicorée frisée et la scarole, avec toutefois des propriétés atténuées.

Le radis noir, à la saveur piquante, se consomme cru, râpé ou en fines rondelles, et son suc est préférable en ampoules car elles permettent de doser sa saveur prononcée.

Au déjeuner et/ou au dîner

Suivant les commodités de chacun. Commencer le repas par une grande assiette de la salade gourmande suivante :

Mélanger à parts égales des pissenlits avec quelques boutons si possible, de la chicorée (sauvage ou cultivée), de la scarole, de l'endive et de la chicorée frisée. Préparer, à part, la sauce d'accompagnement suivante, dosée pour une grande assiette de salade : ½ cuillère à soupe d'huile d'olive, ½ cuillère à soupe d'huile de tournesol, de première pression à froid et biologiques, 1 cuillère à café de persil ciselé, 1 pointe de sel marin non raffiné. Bien mélanger le tout et verser sur la salade au moment de la déguster. Bien mastiquer les feuilles avant de les avaler afin de libérer leurs propriétés.

Pour renforcer l'action dépurative et gustative de cette salade, il est possible, pour les gourmands qui le tolèrent bien, d'ajouter quelques petits croûtons frottés avec des gousses d'ail frais et d'ajouter 2 gousses d'ail finement hachées à la sauce.

Commencer le déjeuner et le dîner par un verre de jus de légume composé d'une ampoule de suc de pissenlit, d'une ampoule de suc de radis noir, et compléter, suivant le goût de chacun, avec du jus de carotte si nécessaire.

Cure de pommes

C'est, par excellence, la cure du printemps, juste à la sortie de l'hiver. Le mot *pomme* vient du latin *pommum* qui signifie exactement *fruit*, au sens général. Si aucune mention du mot *pomme* ne se trouve réellement citée dans les versets de la Genèse, elle symbolise la transgression éternelle comme fruit défendu, fruit de la révolte, fruit constitutif du premier cartilage du pharynx de l'homme dénommé, comme nul ne l'ignore, *pomme d'Adam*. Mais la réputation de ce fruit permet de retenir qu'il est, par excellence, le fruit d'entre les fruits. La pomme prit naissance aux bords de la mer Noire, en Turquie, dans la région de Trébizonde. Le *malus communis* (pommier commun), gagne les rives du Nil aux temps des Pharaons ; il atteint la Palestine, et les Grecs lui attribuèrent la déesse Pomone, divinité des fruits et des jardins, épouse du dieu du Printemps, Vertumne. Il franchit les murs de Rome et poursuit sa course jusqu'en France, en Normandie. Plus de 150 variétés, aux noms plus évocateurs les uns que les autres, sont répertoriées au catalogue des espèces. Parmi les plus connues : Belle de Boskoop, Calville du Roi, Calville Rouge de Savignac, Reine des Reinettes, Rougette de Dol, Canada Gris, Reinette du Mans, Canada Blanc…

La pomme est alcalinisante du sang et renferme des sucres sous forme de fructose, sucre simple ordonné exactement à la physiologie humaine, du glucose, du saccharose, des minéraux – calcium, magnésium, phosphore, potassium, soufre, chlore, sodium – et des vitamines A, B1, B2, B5, B6, C et E.

Fruit aux qualités incomparables, et grand fournisseur d'énergie, la pomme est un aliment protecteur, de haute valeur biologique, complément alimentaire fournisseur de sucres purs. La rapidité de combustion de son fructose, sucre simple directement assimilable, en fait un aliment hautement énergétique. La pomme est un aliment d'hydratation de valeur supérieure au raisin, en raison de sa teneur importante en eau de végétation : 83 g pour 100 g. Par la présence de cellulose, la pomme est un excellent régulateur de l'intestin. Elle tonifie le teint par la présence de provitamine A ou carotène, facteur protecteur de la peau. Ses propriétés sont davantage dépuratives prise à jeun, et plutôt laxatives consommée le soir au coucher.

Parmi toutes les pommes présentes sur le marché, choisir des fruits de provenance biologique afin de pouvoir les manger en les essuyant simplement et bénéficier ainsi de la dégustation de sa précieuse peau, qui renferme toutes ses vitamines.

Déroulement de la cure (15 jours)

La première semaine, croquer le matin, à jeun de préférence, 1 ou 2 pommes, bien mûres et parfumées : éviter de choisir des pommes vertes ou trop acides. Manger lentement, bien mâcher afin d'insaliver le fruit avant de l'avaler.

Au goûter, croquer une pomme dans le calme, comme une oasis dans le tumulte de la journée.

La deuxième semaine, s'alimenter uniquement avec des pommes au petit-déjeuner et remplacer le repas du soir par 2 pommes ou un grand verre de jus de pomme, au coucher. D'autres variantes sont possibles, telles que la monodiète suivante.

Monodiète de pommes

Déroulement de la monodiète (3 jours)

La semaine qui précède les 3 jours de monodiète proprement dits, boire un grand verre de jus de pomme frais, à jeun. Pour les 3 jours de monodiète, s'alimenter uniquement avec des pommes, réparties dans la journée comme suit :

À jeun

1 grand verre de jus de pomme.

Petit-déjeuner

Croquer 2 belles pommes biologiques, en les mastiquant lentement.

Matinée

Croquer 1 pomme.

Déjeuner

Croquer 2 pommes et boire 1 verre de jus de pomme.

Goûter

Croquer 1 pomme.

Dîner

Croquer 2 pommes.

Au coucher

Boire 1 grand verre de jus de pomme.

Il est possible d'augmenter la quantité de pommes en fonction de la faim. Cependant, il n'est pas conseillé d'exagérer, en se limitant à 2 kg de pommes par jour.

Accompagner la cure de pomme d'une tisane de sauge, sans adjonction de sucre, à prendre en dehors de la consommation des pommes. La sauge est la plante qui sauve et qui guérit, aux vertus toniques générales et plus particulièrement pour les fonctions digestives, régularisatrice des troubles nerveux, antiseptique intestinal et hypoglycémiante.

Les estomacs délicats remplaceront la pomme crue par des pommes cuites au four, délicatement parfumées de vanille, ou en réalisant la compote suivante : cuire à la vapeur douce 1 kg de pommes de provenance biologique, et les passer ensuite au mixer afin d'obtenir une purée. Ajouter une pointe de poudre de girofle et quelques feuilles de menthe fraîche, réputés tous deux pour leurs vertus digestives, au niveau de l'estomac, et savourer lentement.

Les multiples expériences réalisées en milieu hospitalier prouvent également que la pomme fait merveille dans les cas d'entérite et de dérangements intestinaux : alors il convient d'administrer la pomme sous la forme râpée crue, à la place de la pomme crue entière ou de la pomme cuite au four.

Éric Nigelle nous assure «qu'un pommier planté est un facteur d'amélioration de la santé humaine»: aussi, veillons dès aujourd'hui à la qualité de nos pommiers afin de pouvoir continuer à recevoir les bienfaits de leurs fruits universels.

LES CURES D'ÉTÉ

Nous avons déjà examiné les caractéristiques de la saison d'été au chapitre précédent. Entrons gustativement dans l'application pratique de cette fête de fruits et de légumes, et apprenons à recevoir l'été.

Une monodiète **d'épuration** s'impose immédiatement, à plus forte raison si la chaleur est en transit entre un printemps plutôt court, avec une chaleur, bien souvent orageuse, qui se manifeste dès les premiers jours du mois de mai pour les régions du sud, et début juin pour celles situées plus au nord de la France.

Cette monodiète permet d'éliminer les toxines accumulées au cours de la saison précédente : le printemps, saison de régénération par excellence, est aussi, avant tout, une saison de mise en évidence de carences et de déminéralisation (voir pour plus de détails «L'énergétique du printemps», p. 34 et suiv.), conséquences de nos erreurs commises pendant l'hiver.

Il est indispensable de «faire le ménage» de notre organisme, afin de rendre celui-ci apte à recevoir, sans dommages, les affres de la chaleur. Pour cela, il faut aborder l'été avec une monodiète d'épuration.

Monodiète d'épuration

La période idéale pour l'effectuer se situe entre le 15 et le 30 juin. Idéalement, il convient de l'étaler comme suit :

- 3 jours de préparation à la monodiète elle-même, destinés à déclencher le processus d'élimination des toxines.
- 3 journées de monodiète proprement dite.
- Pour la reprise alimentaire, se reporter au chapitre 4 (p. 175).

La période de préparation

Conduite des 3 premiers jours : s'alimenter uniquement avec des jus de fruit, des jus et des bouillons de légume, répartis de la façon suivante.

Petit-déjeuner et matinée

Jus de fruit. Les jus de fruit ne seront pas mélangés entre eux : il est préférable de boire le jus d'un seul fruit à la fois, en quantité. Par exemple : le jus de 2 pamplemousses ou de 3 pommes (ou du jus de pomme biologique en bouteille), ou de 3 poires, ou de cerises (500 g au moins). Aucun sucre ne sera ajouté. Boire chaque fois un grand verre, type verre à orangeade, additionné de moitié d'eau minérale.

Mâcher le jus afin de bien l'insaliver avant de l'avaler : faire comme si c'était un aliment solide.

Déjeuner et dîner

Jus de légume[3]. Pour plus de commodités, il est également possible de trouver les jus de légume en ampoules concentrées, ainsi que le jus de certains fruits.

---

[3] Les magasins diététiques offrent tous d'excellents jus de légume biologiques, dans différentes marques, ainsi que des jus de fruit en bouteille.

Boire un grand verre en mélangeant au maximum 2 légumes à la fois, le tout additionné d'un peu d'eau minérale ;

Exemples :

- jus de carotte + jus de radis noir
- jus de carotte + jus de chou vert
- jus de carotte + jus de céleri
- jus de betterave + jus de radis noir

Mâcher le jus afin de bien l'insaliver avant de l'avaler.

Goûter

Jus de fruit. Éviter de consommer des jus d'agrume (orange, citron, pamplemousse) à ce moment de la journée. Choisir des fruits naturellement plus sucrés : jus de pomme, de poire, d'abricot, de pêche, de cerise, de mangue.

Dans l'intervalle d'absorption des jus de fruit et de légume, boire la tisane suivante : reine-des-prés, tilleul, lavande, mélisse, thym, romarin.

Prendre une tasse à thé, de préférence tiède, sans adjonction de sucre ou d'édulcorant d'aucune sorte, chaque fois que la sensation de faim se fait sentir. D'une manière générale, en absorber 2 tasses dans la matinée, 2 tasses dans l'après-midi, 1 tasse au coucher.

La monodiète proprement dite

Pendant ces 3 jours s'alimenter uniquement avec le fruit de votre choix : cerise, pêche, abricot. Choisir des fruits bien mûrs et parfumés, fraîchement cueillis : il est possible d'en consommer 2 kg par jour, crus, cuits, en compote et en jus.

Bien mâcher et insaliver les fruits avant de les avaler : être conscient de cet état d'épuration au moment de les avaler, et manger dans le calme. Consommer le fruit de votre choix aux horaires habituels des repas : petit-déjeuner, matinée, déjeuner, goûter et dîner.

RECETTE GOURMANDE

Jus de cerise à la sauge

Extraire le jus de 500 g de cerises dénoyautées et ajouter 2 à 3 feuilles de sauge, fraîches de préférence (sinon 4 ou 5 sèches) et mélanger délicatement le tout.

Si l'on en croit sainte Hildegarde et son axiome édifiant : «Pourquoi mourrait l'homme dans le jardin de qui pousse la sauge si ce n'est qu'il n'existe aucun remède contre le pouvoir de la mort ?», utilisons la sève chaude de la sauge qui, en plus de ses pouvoirs salvateurs, efface, dit-on, les coups de cafard. Sur le plan purement de la digestion, elle vient au secours du foie par son action sur la fabrication de la bile.

Dans l'intervalle, boire la même tisane que pour les 3 journées précédentes, sans adjonction de sucre. Ne pas dépasser 1 l de tisane par jour.

Effectuer ensuite la reprise alimentaire (voir chapitre 4).

Monodiète de cerises

De toutes les cures d'été, la cure de cerises se présente en premier afin de pouvoir profiter au maximum de ce délicieux fruit, dont la présence sur nos marchés et dans nos jardins disparaît rapidement.

Faisons un peu connaissance avec ce fruit étonnant.

Il affiche la prétention d'être à la fois un dépuratif puissant et un reminéralisant de première importance, particulièrement recommandé pour les retards de croissance. Mais les qualités de ce fruit miraculeux ne s'arrêtent pas là : sa consommation augmente les réactions naturelles de défense de l'organisme par son côté anti-infectieux, il régularise foie et sucs gastriques, il vient au secours des fermentations intestinales et permet de lutter contre la constipation.

De plus, il a une action de rajeunissement tissulaire et de prévention du vieillissement.

Sa puissante action antirhumatismale et antiarthritique lui permet de venir à bout des crises de goutte si douloureuses. C'est un fruit merveilleux pour le drainage de tout l'appareil urinaire, et il permet de lutter contre les lithiases urinaires et aussi biliaires.

De plus, la cerise renferme un sucre composé de lévulose, ce qui permet sa consommation même par les diabétiques, pour lesquels elle constitue un vrai «coupe-faim» naturel, salutaire également pour les personnes souffrant d'obésité.

Cependant, les personnes souffrant de dyspepsie tireront davantage profit d'une cure de pêches blanches (voir ci-après) ou de raisin (voir p. 131 et suiv.), ou alors se limiteront à la consommation de cerises sous forme de jus et de compote.

Outre sa valeur dépurative, la cerise apporte du sodium, du potassium, du calcium, du fer, des vitamines C, B1, PP et A, mais elle n'est pas considérée comme un fruit de haute valeur énergétique.

Aussi, faut-il profiter des vertus de ce fruit délicieux pour choisir d'effectuer une cure : la période idéale se situe dans le courant de la deuxième semaine du mois de juin.

Déroulement de la cure (3 jours)

Les 3 jours précédant la cure proprement dite, manger uniquement des fruits et des légumes crus, cuits, en jus, peu assaisonnés avec un mélange d'huile d'olive et d'huile de tournesol, de première pression à froid et biologiques, ou un jus de citron biologique.

Les 3 jours de la cure, s'alimenter *uniquement* avec des cerises sous les formes suivantes :

- crues ;
- en jus ;
- en compote, sans adjonction de sucre d'aucune sorte.

RECETTE GOURMANDE

Compote de cerises

500 g de cerises bien mûres, 3 branches d'estragon frais. Cuire à la vapeur douce les cerises, avec les noyaux, pendant 5 minutes. Les disposer aussitôt cuites dans un saladier, et effeuiller les branches d'estragon. Conserver dans un endroit frais jusqu'à l'utilisation. Préparer cette délicieuse compote 24 heures à l'avance, elle n'en sera que plus parfumée.

L'estragon fut considéré par Avicenne comme préservant de la peste au XIe siècle. Sur le plan strictement digestif, il donne du relief aux plats sans sel, calme l'aérophagie et stimule la digestion.

À jeun

1 grand verre de jus de cerise additionné d'un peu d'eau minérale.

Petit-déjeuner

Cerises crues à volonté.

Matinée

1 grand verre de jus de cerise additionné d'un peu d'eau minérale.

Déjeuner

Cerises crues à volonté.

Goûter

Compote de cerises.

Dîner

Compote de cerises.

Dans l'intervalle, boire la tisane suivante : mélange à parts égales de romarin, de chicorée sauvage et de thym, sans adjonction de sucre. Ne pas dépasser 2 kg de cerises et 1 l de tisane par jour.

Se reporter au chapitre 4 pour la reprise alimentaire.

À noter : pour renforcer les effets de la cure de cerises, l'idéal est de consommer, à jeun, *pendant les 2 semaines suivantes*, un grand verre de jus de cerise, additionné pour moitié d'eau minérale et sans adjonction de sucre.

Monodiète de pêches blanches

Il est souhaitable de prévoir une monodiète de pêches blanches entre la mi-juillet et la mi-août, période de maturation naturelle de la pêche : le soleil parachève le mûrissement du fruit et veloute à souhait la peau qui se doit d'être douce aux subtiles couleurs tendres inimitables. Son parfum doit embaumer et sa chair se présente à la fois ferme et pulpeuse. Sa richesse en hydrates de carbone confère à la pêche un pouvoir de reconstruction des réserves énergétiques. En outre, elle contient : des minéraux et oligo-éléments tels phosphore, potassium, calcium, magnésium, soufre, chlore, sodium, fer, zinc, cuivre, manganèse, iode ; des vitamines (A, B1, B2, PP, B5 et C) et de la cellulose.

La pêche est légèrement diurétique, qualité recherchée pendant la saison des fortes chaleurs où l'organisme affiche une tendance à la rétention d'eau. Elle constitue un laxatif léger et son jus aide aux éliminations tout en présentant des vertus stomachiques.

La pêche est tout indiquée pour être la complice d'unc mono diète d'été à la fois gustative et soucieuse de préserver notre bonne santé. Rechercher des petites pêches blanches dites «de vigne», si savoureuses et délicates.

Pour abonder dans le sens des «belles» du temps jadis, profiter de votre monodiète interne de pêches pour étaler sur son visage de la pulpe écrasée de ce fruit, et retrouver ainsi le fameux «teint de pêche» si prisé au siècle dernier.

Déroulement de la cure (3 jours)

Les 3 jours précédant la cure proprement dite, manger uniquement des fruits et des légumes : crus, cuits, en jus, simplement additionnés de quelques gouttes de jus de citron.

Les 3 jours de la cure, s'alimenter *uniquement* avec des pêches blanches *bien mûres*, sous les formes suivantes :

- crues ;
- en jus, avec la «soupe de pêches»;
- en coulis ;

sans adjonction de sucre d'aucune sorte.

Important : *ne jamais consommer l'amande* du pêcher qui renferme une substance chimique génératrice d'acide cyanhydrique.

À jeun

1 grand verre de «soupe de pêches» (voir recette ci-contre).

Petit-déjeuner

Pêches crues à volonté : si vous avez la chance de trouver des pêches blanches non traitées, de provenance biologique, ne pas hésiter à les manger avec la peau, en prenant la précaution de les essuyer pour ôter toute poussière, plutôt que de les passer sous l'eau, ce qui altérerait la qualité de la peau.

Matinée

1 grand verre de «soupe de pêches».

Déjeuner

Pêches crues à volonté.

Goûter

Coulis de pêches.

Dîner

Coulis de pêches.

RECETTES GOURMANDES

Soupe de pêches blanches

Disposer dans un bol à mixer 3 pêches blanches, avec leurs peaux si leur provenance est biologique, sinon ôter la peau. Ajouter 3 cuillères à soupe d'eau de fleur d'oranger et une goutte d'huile essentielle de menthe.

Mixer le tout, verser dans un grand verre et consommer immédiatement.

À noter : ne pas stocker la soupe de pêches car elle s'oxyderait très rapidement, et les vitamines disparaîtraient.

Si Hippocrate jugeait «les menthes» aphrodisiaques, les Chinois les utilisaient pour leurs vertus calmantes et antispasmodiques et Pline vantait leurs actions analgésiques. Toujours est-il que leurs vertus respectives se rejoignent par la présence dans chacune d'elles d'une substance extraite de l'essence de menthe, et bien connue sous le nom de menthol. Pour ses vertus digestives, le menthol est un stimulant de l'estomac, et est de ce fait recommandé pour les estomacs délicats. Les fleurs d'oranger, distillées en présence d'eau, fournissent «l'eau de fleurs d'oranger» aux vertus sédatives et antispasmodiques, au parfum douceâtre et ensoleillé.

Coulis de pêches blanches

Cuire 2 minutes à la vapeur douce 500 g de pêches blanches, avec ou sans la peau. Réduire la chair en purée fine. Râper finement le zeste d'un petit citron biologique, extraire le jus et arroser la purée. Saupoudrer avec le zeste et consommer **immédiatement**.

Dans l'intervalle, boire la tisane suivante : menthe Nana et menthe poivrée, si possible en plantes fraîches, dans 1 l d'eau. Une cuillère à soupe de chaque et laisser infuser 5 minutes après ébullition. Filtrer, laisser refroidir et conserver au frais. Boire tout au long de la journée cette tisane ultrarafraîchissante, sans adjonction de sucre.

Monodiète d'abricots

L'abricot est un fruit de grande valeur, et sa découverte date du IIIe millénaire avant notre ère, comme le confirment les vieux manuscrits : les empereurs de Chine le vénéraient pour ses vertus et les Romains le firent proliférer dans tous leurs jardins.

À l'état frais, et mûr à point, l'abricot se révèle extraordinairement gustatif et de haute valeur nutritionnelle. Il se digère très aisément *à maturité complète* et de provenance biologique. Malheureusement, il est très difficile de trouver des abricots de provenance biologique, qui est le seul mode de culture qui respecte la qualité de sa chair. L'agriculture moderne est capable, hélas, de lui faire subir la bagatelle de plus de 70 traitements chimiques (pesticides, engrais, fongicides, acaricides, insecticides…) qui rendent ce fruit délicieux particulièrement insignifiant, aussi bien du point de vue gustatif que nutritif, et de surcroît hautement toxique.

Sa richesse particulière en vitamine A, en vitamines du groupe B (B1, B2, B3) et C le range parmi les aliments à consommer dans le cas d'anémie (30 % de la population est atteinte d'anémie, principalement les femmes). Son action sur la régénération tissulaire par accroissement de la vie des cellules augmente les possibilités d'activité et de longévité. Il apaise le système nerveux et le rééquilibre par la présence de magnésium, de phosphore, mais aussi de calcium, fer, potassium, sodium, soufre, manganèse, fluor, cobalt et brome.

Il se révèle astringent à l'état frais, donc antidiarrhéique, mais il devient laxatif à l'état sec.

L'abricot est rafraîchissant et apéritif, recommandé dans les cas d'inappétence sans raison valable : profiter encore plus d'effectuer une monodiète pour chasser les toxines.

À noter : ne pas consommer l'amande contenue dans le noyau, car elle est porteuse d'une substance génératrice d'acide cyanhydrique, poison violent.

Les personnes qui présentent une fragilité stomacale éviteront de consommer de grandes quantités d'abricots, et se reporteront plutôt sur la cure de pêches blanches.

Sélectionner une monodiète d'abricots uniquement avec des fruits de provenance biologique, et élargir son action au visage par des applications de jus d'abricot pour tonifier la peau.

Déroulement de la cure (3 jours)

Manger uniquement des fruits et des légumes les 3 jours qui précèdent la monodiète proprement dite, avec un assaisonnement léger type jus de citron biologique, ou mélange d'huile d'olive, huile de tournesol, de première pression à froid et biologiques.

Les 3 jours suivants, s'alimenter *uniquement* avec des abricots, sous la forme suivante :

- bien mûrs
- en jus ;
- en compote ;

sans adjonction de sucre d'aucune sorte.

À jeun

1 grand verre, type verre à orangeade, de jus d'abricots fraîchement pressés (ne jamais presser à l'avance des abricots), additionné pour moitié d'eau minérale.

Petit-déjeuner

Abricots crus, à volonté.

Matinée

1 grand verre de jus d'abricot additionné pour moitié d'eau minérale.

Déjeuner

Abricots crus, à volonté.

RECETTE GOURMANDE

Compote d'abricot à la verveine fraîche

Dénoyauter 500 g d'abricots frais et mûrs à point, et les cuire 5 minutes à la vapeur douce. Les réduire en purée fine et ajouter une dizaine de feuilles de verveine, fraîches de préférence. Conserver au frais avant de consommer, mais ne pas stocker cette compote : elle s'oxyde très rapidement.

Dans l'Antiquité, la verveine était élevée au rang de plante sacrée, et les couronnes des ambassadeurs étaient tressées de verveine en fleurs. La plante servait aux lustrations des autels des divinités romaines. Pour les Celtes et les Germains, elle préfigurait les pratiques de magie et de sorcellerie et était reconnue comme grande guérisseuse. Aujourd'hui, elle conserve encore l'appellation de «plante sacrée», «herbe aux sorciers», «herbe à tous maux» et «herbe de sang». En prendre conscience dorénavant lors de son usage, elle ne demande qu'à nous restituer toutes ses vertus et son sacré.

Goûter

Compote d'abricot à la verveine fraîche (voir recette ci-dessus).

Dîner

Compote d'abricot à la verveine fraîche.

Dans l'intervalle, boire la tisane rafraîchissante suivante. Pour 1 l d'eau : mélange à parts égales de fleurs d'aubépine, de romarin, de mille-feuilles, de lavande, de souci et de menthe. Porter à ébullition, puis laisser infuser pendant 5 minutes. Filtrer et conserver dans un endroit frais.

Le romarin améliore la circulation, la menthe rafraîchit, l'aubépine diminue l'hypertension, et la conjugaison du romarin avec le souci stimule le foie.

Ne pas dépasser 2 kg d'abricots et 1l de tisane par jour.

Se reporter au chapitre 4 pour la reprise alimentaire.

À noter : pour renforcer les effets de cette monodiète, continuer à absorber à jeun, pendant les 10 jours suivants, un grand verre de jus d'abricot, additionné pour moitié d'eau minérale, sans adjonction de sucre.

Monodiète de melons

Le melon, ou cantaloup, est originaire d'Asie occidentale et méridionale et c'est l'un des fruits les plus appréciés des contrées turques et chinoises. Les Romains le cultivèrent, puis il disparut de la circulation. Les gourmets de la Renaissance lui rendirent ses lettres de noblesse.

Peu nutritif en soi à cause de la faible densité de ses composants, il demeure un excellent épurateur, régénérateur des tissus. De plus, conservé enveloppé dans du papier journal, et hors du réfrigérateur surtout, sa chair se maintient à une température idéale de consommation digestible, et lui confère des vertus hautement rafraîchissantes et désaltérantes, renforcées par une action diurétique non négligeable en cette partie de l'année. Il est par excellence le fruit de la saison chaude, et la monodiète de melon est tout à fait indiquée par forte chaleur, dès que l'air et la lumière deviennent nos principales sources énergétiques.

Il convient parfaitement aux tempéraments dits «bilieux» (c'est-à-dire aux caractères qui ont tendance «à se faire de la bile pour un rien») et il soulage les crises d'hémorroïdes (qui sont occasionnées bien souvent par des phénomènes de tensions intérieures).

À noter : le melon, tout comme sa voisine la pastèque, est un fruit qui se consomme *absolument seul et ne doit jamais être mangé avec aucun autre aliment* sous peine de voir arriver des désordres digestifs impressionnants : brûlures d'estomac, colite, diarrhée, brûlures œsophagiennes, spasmes intestinaux…

Sa consommation est interdite aux diabétiques, aux sujets souffrant de colites et d'entérites, et aux dyspeptiques.

Ses graines, avec celles de la courge, de la citrouille et du concombre, font partie des quatre grandes semences froides et servent à la préparation d'émulsions adoucissantes, pectorales et calmantes.

La chair du melon renferme des glucides, des vitamines A, B et C et des minéraux : potassium, calcium, fer, magnésium, zinc, cuivre, manganèse et aluminium.

Profiter de cette monodiète pour réduire la chair du melon et ses graines, riches en acides gras (oléique, linoléique), pour faire un masque de beauté, hautement anti-inflammatoire (en cas de coup de soleil sur le visage), et comme assouplissant des peaux sèches.

Déroulement de la cure (3 jours)

Les 3 jours qui précèdent la monodiète de melon, manger des fruits et des légumes répartis de la façon suivante :

Petit-déjeuner

Pêches blanches ou jaunes, en quantité.

Matinée

1 demi-melon ou 1 petit melon entier, bien mûr et parfumé.

Déjeuner

⅓ crudités, ⅔ légumes cuits (courgettes, aubergines, poivrons, oignons, haricots verts, laitues).

Goûter

1 demi-melon ou 1 petit melon entier, bien mûr et parfumé.

Dîner

Légumes cuits à la vapeur douce : identique au déjeuner.

Boire dans l'intervalle la tisane suivante : prèle, reine-des-prés, lavande, thym, en mélangeant une pincée de chaque pour une grande tasse d'eau bouillante. Infuser et boire tiède, à raison de 3 tasses au moins dans la journée, sans adjonction de sucre.

Les 3 jours suivants, s'alimenter uniquement avec des melons, sous la forme suivante :

- en jus ;
- crus ;
- en marmelade ou en compote ;

sans adjonction de sucre d'aucune sorte.

À jeun

1 grand verre de jus de melon nature.

Petit-déjeuner

1 beau melon, ou 2 petits parfaitement mûrs. Bien mâcher la chair du melon avant de l'avaler.

Matinée

1 grand verre de jus de melon nature.

Déjeuner

1 beau melon, ou 2 petits parfaitement mûrs.

Goûter

Marmelade de melon à la vanille (voir recette p. 96).

Dîner

Marmelade de melon à la vanille.

RECETTE GOURMANDE

Marmelade de melon à la vanille

Éplucher et épépiner un beau melon de 1 kg et couper la chair en petites tranches. Le cuire à la vapeur douce pendant 3 minutes (bien surveiller car, au-delà de ce temps, la chair se décomposerait). Disposer les tranches dans un plat et saupoudrer de vanille en poudre, ou de vanille naturelle liquide. À consommer tiède. **Cette marmelade ne se conserve absolument pas.**

Il était une fois une orchidée fabuleuse pas comme les autres : elle avait la magie de produire des gousses qui, après de nombreux mois de séchage, révélaient le plus subtil des arômes envoûtants. Elle naquit au Mexique, où le peuple aztèque parfumait ses boissons avec cette épice. Grande voyageuse, elle débarqua à l'île de La Réunion pour se retrouver, entre autres, sur la plantation de M. Ferréol Beaumont Bellier. Albius, alors jeune esclave curieux, fit la fabuleuse découverte du moyen de féconder artificiellement cette merveille, en pinçant tout simplement le cœur de l'orchidée : mais encore fallait-il y penser ! Depuis, les «fécondeuses» (appellation donnée exclusivement aux femmes) remplissent la délicate tâche de féconder artificiellement la vanille. À très fortes doses, la vanille passe pour être aphrodisiaque. Sur le plan purement préventif, elle est tonique, digestive et antiseptique. Il est possible de faire un délicieux vin apéritif à base de gousses de vanille, qui aurait la réputation de réveiller l'appétit des anorexiques.

Dans l'intervalle, *il est impératif de ne pas boire d'eau.*

Boire la tisane suivante : semences de fenouil, de carvi, d'aneth et de badiane (ou anis étoilé) : 1 cuillère à café de chaque semence pour 1 l d'eau. Porter à ébullition et laisser infuser 5 minutes. Filtrer et la boire de préférence tiède ou chaude dans la journée.

Les différentes semences de cette préparation ont une action calmante sur les intestins qui vont se trouver sollicités plus que de nature par cette monodiète. En cas de déclaration de diarrhée brutale, ramener cette monodiète à 2 journées au lieu de 3, et laisser s'écouler une dizaine de jours avant de reprendre.

Ne pas dépasser la quantité de melons précisée dans le déroulement de cette monodiète et 1 l de tisane par jour.

Se reporter au chapitre 4 pour la reprise alimentaire.

Monodiète de tomates

Les Espagnols introduisirent la tomate en Europe au XVIe siècle, mais elle naquit au Pérou. Il existe aujourd'hui de nombreuses variétés de «pommes d'amour», toutes succulentes les unes comme les autres, à la condition de les déguster bien mûres : c'est une hérésie de consommer des tomates vertes ou pas suffisamment mûres. Sa chair doit être moelleuse, rouge vif et brillante. Crue, elle est considérée comme un fruit acide et sa cuisson passe pour la rendre toxique. Rien ne vaut une tomate cueillie dans un jardin, au soleil couchant, gorgée de la chaleur de la journée, et savourée dans l'instant pour prendre conscience véritablement de son goût et de son parfum qui font son enchantement. De plus, l'odeur de ses feuilles a la propriété d'éloigner les moustiques et les guêpes. Son jus est très agréable à déguster, légèrement rafraîchi et parfumé de basilic ou de romarin.

La tomate est rafraîchissante, reminéralisante, apéritive, alcalinisante, désintoxicante, anti-infectieuse, diurétique, dissolvante de l'acide urique et éliminatrice de l'urée, antiscorbutique, et son jus permet une bonne exonération aux peaux à tendance acnéique. Elle est donc tout particulièrement recommandée aux personnes arthritiques, aux tempéraments de type «nerveux» qui fabriquent des acides organiques par leur mental et aux goutteux. En effet, la tomate ne contient pas d'oxalates, mais une substance comparable à la cortisone. En cas d'asthénie et d'intoxication chronique, il est particulièrement recommandé d'en effectuer une monodiète. Elle favorise l'élimination intestinale en remettant en route un transit défectueux et calme les entérites et les états inflammatoires de l'appareil digestif. Elle exerce une action de régénérescence et de rajeunissement.

Elle se consomme à partir du mois d'avril en fonction de la région bien qu'elle soit encore produite en serres. Mais il est davantage conseillé de patienter pour la déguster qu'elle soit de plein champ, mûrie et vivifiée par les rayons du soleil. La tomate est riche en vitamines A, B1, B2, PP, B5, B6, C, E et K, ainsi qu'en de nombreux minéraux : phosphore, calcium, fer, magnésium, manganèse, zinc, cuivre, potassium, sodium.

À noter : ses propriétés disparaîtront complètement si la tomate est préparée trop à l'avance par rapport au moment de sa consommation, que ce soit aussi bien en jus qu'en crudité.

Déroulement de la monodiète (3 jours)

Une semaine avant la monodiète proprement dite, consommer un jus de tomate frais (c'est-à-dire pressé juste avant de le boire) 30 minutes avant le repas de midi et le repas du soir. Ne pas consommer de produits animaux (viandes, poissons, œufs, fromages), ni de corps gras (huiles, beurre, crème fraîche).

Les 3 jours proprement dits, consommer uniquement des tomates :

- en jus ;
- crues, en salade avec des plantes aromatiques, telles que le basilic frais, le thym, le romarin, la menthe, l'estragon ;
- en marmelade ou en compote avec des herbes aromatiques, répartis comme suit :

À jeun

Jus de tomate frais à la menthe.

Petit-déjeuner

Marmelade de tomates au romarin (voir recette ci-contre).

Déjeuner

Tomates fraîches en salade d'aromates (voir recette ci-dessous).

Goûter

Jus de tomate frais à la menthe.

Dîner

Tomates fraîches en salade d'aromates.

Dans l'intervalle, il est recommandé de boire la tisane dépurative suivante : mélange en parts égales de menthe, queues de cerises,

RECETTES GOURMANDES

Marmelade de tomates au romarin

Plonger dans l'eau bouillante 500 g de tomates bien mûres. Ôter délicatement la peau et les graines et disposer la chair en petits cubes dans une assiette, de préférence creuse. Saupoudrer de feuilles de romarin séchées et réduites en poudre : attention à ne pas exagérer la quantité de romarin, car la réduction en poudre augmente la puissance de son arôme. Bien mélanger et déguster aussitôt.

Surnommé «couronne de la montagne» en arabe, le romarin est l'encens en Occident. Aromate au parfum puissant, il est à utiliser avec parcimonie. Si la reine Elisabeth de Hongrie lui devait une jeunesse éternelle grâce aux effets stimulants de ses bains odorants, le romarin est l'herbe de la fidélité, des engagements solides par l'attachement de ses sentiments : les âmes frivoles rechercheront un autre aromate.

Tomates fraîches en salade d'aromates

Couper en rondelles fines 500 g de tomates fraîches, bien mûres, et les disposer dans un petit saladier. Parsemer de feuilles de menthe, de basilic, d'estragon, fraîches dans la mesure du possible, et consommer immédiatement.

À noter : pour les personnes à l'estomac fragile, il est fortement conseillé d'enlever la peau de la tomate en la plongeant préalablement dans l'eau bouillante.

feuilles de frêne, écorce séchée de citron et verveine, pour 1 l d'eau. Porter à ébullition, laisser infuser 5 minutes, filtrer et conserver à température ambiante. Boire dans la journée, à intervalles réguliers. Cette tisane désintoxique le foie, favorise l'élimination des toxines, et aide à éloigner une tendance cellulitique.

Ne pas dépasser 2 kg de tomates et 1l de tisane par jour.

Se reporter au chapitre 4 pour la reprise alimentaire.

À noter : il est recommandé de consolider cette cure en poursuivant, pendant 15 jours, la consommation de jus de tomate frais, à raison de 3 verres répartis dans la journée, ou 30 minutes avant chaque repas principal.

Cure de légumes verts

La qualification de légumes verts regroupe uniquement les légumes dépourvus d'amidon, au sens biochimique du terme (voir le tableau de concordance des aliments, p. 186-187) : l'ail, l'asperge, l'aubergine, le brocoli, le cardon, le céleri-rave, le céleri en branches, le chou vert, le chou blanc, le chou chinois, le chou rouge, le chou rave, le concombre, la courge, la courgette, le cresson, la christophine, l'échalote, l'épinard, le fenouil, le haricot vert, le haricot «mange-tout», le haricot beurre, l'oignon, l'oseille, les poivrons (rouge, vert, jaune), le persil, le poireau, les pousses de bambou, le radis rose, le radis noir, la rhubarbe. S'y ajoutent les *salades vertes* : la batavia, la chicorée, la chicorée frisée, la cornette, l'endive, la laitue, la mâche, le mesclun, le pissenlit, la romaine, la tétragone…

La cure de légumes verts constitue une véritable «cure à domicile» de substances biologiques actives (acides organiques, substances aromatiques, etc.) dont les plus vitales sont les vitamines et les sels minéraux, les oligo-éléments (ou éléments traces) nécessaires pour éloigner les maladies dégénératives, désintoxiquer «en douceur» par un retour authentique vers la nature et ses bienfaits, et entretenir en même temps les réserves énergétiques avec un minimum de déchets toxiques. Particulièrement bien assimilables par notre organisme, les légumes verts répondent au besoin à la fois de mise au repos du tube digestif, malmené par des digestions longues et incompatibles, et de tonification des cellules, vivifiées par des apports réguliers de vitamines, sels minéraux et oligo-éléments précieux pour leur équilibre.

Propriétés des légumes verts d'été

L'asperge. Bien que d'apparition printanière, *l'asperge* est encore présente sur nos marchés fin juin : elle peut donc faire partie des légumes verts retenus dans votre choix, à la condition d'effectuer la cure de légumes verts au tout début de l'été. Se reporter à la cure d'asperges (voir plus haut, p. 69-70), pour connaître ses propriétés thérapeutiques.

L'ail. Thériaque des pauvres, *l'ail*, connu depuis l'Antiquité, voit son apparition en juin-juillet, mais se conserve bien toute l'année, suspendu en un lieu à l'abri de l'humidité pour éviter sa moisissure. Les bâtisseurs des pyramides égyptiennes recevaient chaque jour une gousse d'ail pour ses vertus tonifiantes, stimulantes et antiseptiques. C'est le plus important des «condiments-remèdes». L'odeur particulière de l'ail le tient éloigné des tables, au grand regret de ses vertus thérapeutiques multiples. Pourtant, son essence sulfurée, l'allycine ou sulfure d'allyle, offre une action antibiotique non négligeable ; elle renferme également des enzymes, des hormones sexuelles, des vitamines A, B1, B2, PP, C, du zinc, du manganèse, du soufre, du magnésium, du potassium, du calcium, du fer, du sodium. Connu principalement pour ses propriétés antiseptiques intestinales et pulmonaires, son action est aussi cholagogue, vermifuge, hypotensive, diurétique, stimulante de la circulation sanguine, antispasmodique, stomachique, rééquilibrante glandulaire, et aphrodisiaque. N'hésitez plus à faire chanter vos légumes avec quelques gousses d'ail. **Attention toutefois :** estomacs sensibles et irritables s'abstenir !

Profiter des balades dans la campagne pour cueillir l'ail à l'état sauvage, le fameux «ail des ours», dont la saveur très douce des minuscules gousses à l'arôme atténué, révèle, au contraire de l'ail cultivé, une teneur plus importante en principes thérapeutiques.

L'aubergine. Légume très ancien en Inde, *l'aubergine* est la cousine germaine de la tomate et de la pomme de terre. Elle fut introduite en Europe à partir du XVe siècle. Il est très important de la consommer fraîche, pourvue de sa peau luisante au vernis concentré de pigments. Sa chair renferme des substances du groupe des saponines. De faible valeur nutritive, elle offre par contre un intérêt thérapeutique intéressant par son action antianémique, laxative, apaisante, diurétique, stimulante du foie et du pancréas. Ses valeurs seront totalement préservées si elle est consommée de préférence crue, râpée au dernier moment, ou cuite très rapidement à la vapeur douce.

La carotte. Considérée comme l'un des tout premiers légumes, *la carotte*, par son action auto-immunisante et par ses vertus nutritives, se consomme tout au long de l'année. Cependant, ses valeurs seront davantage exaltées en fonction de sa fraîcheur de cueillette. Pour faire plus ample connaissance avec ses nombreuses vertus thérapeutiques, se reporter à la monodiète de carottes (voir p. 153 et suiv.).

Le concombre et le cornichon. De culture prospère depuis au moins 4000 ans en Inde et en Égypte, *le concombre* et son jeune fils *le cornichon* sont nés, à l'état sauvage, sur les contreforts de l'Himalaya.

Indigeste à l'état cru pour les estomacs délicats, il convient d'ôter sa peau qui renferme des principes irritants. C'est un aliment aux vertus rafraîchissantes et diurétiques, dépuratif de l'organisme par son action de dissolution de l'acide urique, il pousse de mai à novembre en plein champ. Il convient de le choisir pour ses effets thérapeutiques sur la goutte, la colibacillose, l'arthrite, les intoxications et irritations intestinales. Pour compléter harmonieusement son action, profiter de couper quelques rondelles de concombre et les disposer pendant un quart d'heure sur le visage pour bénéficier de ses propriétés adoucissante et antirides.

La courgette. *La coucourzelle* ou *courgette d'Italie*, de la famille des courges, est un légume vert d'été rafraîchissant, à la saveur douce ou un peu amère suivant les espèces. Elle est recommandée pour les inflammations des voies urinaires, les insuffisances rénales, les hémorroïdes qu'elle décongestionne, la constipation et l'entérite. Elle renferme des vitamines C, B1, B2, B3, B5, du carotène, du soufre, du phosphore, du magnésium, du calcium, du fer.

Le cresson. *Le cresson d'eau ou de fontaine* est présent toute l'année sur le marché, mais attention toutefois à veiller à la qualité de sa provenance. Il a remplacé dans nos paniers le cresson alénois, d'origine iranienne. Il s'accommode de tous les sols et de tous les climats, mais il est dommage de le voir si peu répandu dans nos plats usuels, car ses propriétés thérapeutiques sont considérables : nutritif et reminéralisant, il est recommandé dans les cas d'anémies, il réveille les appétits endormis, il est dépuratif et vermifuge, sudorifique, anticancer, antinicotinique, diurétique, stomachique, expectorant, puissant draineur hépatique et rénal : une cure de cresson est à la fois une cure de désintoxication en profondeur et de beauté. Il est riche en vitamines A, B1, B2, PP, B5, B6, C, en calcium, cuivre, zinc, phosphore, manganèse, fer, sodium, soufre.

Le fenouil. Aneth doux, ou anis doux, *le fenouil* cache dans son bulbe ventru des nutriments à l'arôme puissant ; stimulant l'appétit par son action tonique, il est utile dans les cas d'asthénie ; son rôle antiputride vient au secours des flatulences, des douleurs gastriques et des digestions lentes. Il est aussi vermifuge et intervient dans les insuffisances de règles. Il stabilise les vertiges, les vomissements nerveux et la toux d'origine asiatique. Il pousse de mai à août et renferme des glucides, des vitamines A, C, B8 et B9, du calcium, du phosphore, du potassium, du soufre, du fer. Son essence aromatique, l'anéthol, parfume agréablement les autres légumes type courgette ou aubergine, aux goûts plus réservés.

Une recette très ancienne révèle que le gonflement des paupières au réveil ne résiste pas à une fumigation réalisée avec des graines de fenouil en décoction !

Le haricot. Les anciennes civilisations du Mexique tenaient pour aliment de base, avec le maïs, *le haricot*. La variété *haricot vert* se découvre délicatement gustative si l'on a la chance de les trouver de provenance biologique. Ils se cuisent *al dente* et sont un régal pour le palais, d'autant que leur faible teneur calorique permet de satisfaire l'appétit sans grand risque pour son tour de taille. Il est cependant nutritif et reconstituant, et convient bien dans les cas de surmenage et de convalescence, ainsi que de croissance. Il renferme une substance protectrice du tissu hépatique et pancréatique, et fortifiante du cœur. Il contient des acides aminés, des vitamines A, B1, B2, B3, B5, B6, C, E et de la provitamine A ainsi que de l'inosite contenue dans les fils, mais ceux-ci sautent pour la plupart du temps à l'épluchage. Il est tout indiqué pour les diabétiques, les états de carence, les lithiases rénales et l'albuminurie.

La laitue. Herbe des Sages ou des Philosophes, *la laitue* est présente toute l'année sur nos marchés. Cependant, l'été lui permet de pousser en plein champ, ce qui la remplit des principes vitaux du soleil, pour notre plus grand plaisir. C'est un nutriment particulièrement recommandé pour les cures, par ses effets reminéralisants, équilibrant du système nerveux par son action sédative. Les esprits agités tireront parti de consommer au repas du soir une bonne laitue craquante : elle leur permettra de passer une bonne nuit par ses effets apaisants. Elle renferme de la chlorophylle, des vitamines A, B2, B3, B5, B6, B9 (acide folique), C, D et E, ainsi que du fer, du calcium, du phosphore, de l'iode, du manganèse, du zinc, du cuivre, du sodium, du chlore, du potassium, du cobalt, de l'arsenic, du carotène, des sulfates, des phosphates, des stérols, de l'acide lactucique, de l'asparagine, de la lactucine et du lactucarium dont les effets sont comparables à ceux de l'opium. Il est impératif de consommer la laitue très fraîche, sitôt après la cueillette, sous peine de voir disparaître très rapidement la vitamine C.

L'oignon. Déjà cultivé en Chaldée il y a 4000 ans, *l'oignon* est présent dans toutes les cuisines dignes de ce nom. Il pousse de mai à septembre, mais nous le trouvons tout au long de l'année par la présence de ses multiples espèces. Une forte consommation d'oignons prolongerait la vie car c'est un facteur de bonne santé. À la fois condiment et médicament, on ne tarit pas d'éloges à son sujet et ses propriétés seront au mieux de leurs formes s'il est consommé en cure, au printemps. Il accompagne de son parfum enveloppant les légumes un peu ternes et les rehausse avec éclat.

L'oseille. *L'oseille* montre le bout de son nez dans les jardins à partir du mois de mai/juin, et ses petites feuilles délicates, au vert vif, nous apportent leur saveur acidulée pour le plaisir de nos papilles. Ses effets thérapeutiques interviennent dans les cas d'asthénie par son action revitalisante. Elle est nutritive, antiscorbutique, rafraîchissante, apéritive, dépurative, diurétique et laxative. Cependant, elle est déconseillée aux diabétiques, ainsi qu'aux estomacs fragiles, aux personnes sujettes aux rhumatismes, à la goutte, à l'arthritisme, et aux asthmatiques. Elle renferme de la chlorophylle, de la vitamine C, de la provitamine A, des oxalates, des phosphates, du fer, du calcium, du zinc, du cuivre, du manganèse, du soufre, du potassium, du sodium, du phosphore. Cuite à petit feu, sans faire bouillir, elle peut être parfaitement digeste, sous forme de «bouillon aux herbes» (voir recette p. 110), mêlée à d'autres légumes verts.

Le persil. Ses composantes extrêmement riches font du *persil* bien plus qu'une simple herbe verte destinée à servir de garniture : il se révèle tout aussi revitalisant et immunisant que l'ail, l'oignon, la carotte : c'est l'un des plus précieux aliments que la terre puisse compter. Les auteurs s'accordent tous pour lui trouver des propriétés stimulantes de l'état général et nerveux, antianémique par excellence, antirachitique, antiscorbutique, anticancer, antilaiteux, stomachique, vasodilatateur et régénérateur capillaire. Il stimule les fibres musculaires lisses des intestins, de la vessie, de la vésicule biliaire et de l'utérus ; il est diurétique et agit comme antiseptique des voies urinaires. Il n'est qu'à voir ses principaux constituants pour être persuadé de son efficacité thérapeutique : il renferme des vitamines A, B1, B2, B3 (PP), B6, B9, C, de la provitamine A, des principes œstrogènes, du fer, du calcium, du magnésium, du phosphore, du sodium, de l'iode, du cuivre, du manganèse, de la chlorophylle, des huiles essentielles (pinène, terpène). Les proportions de certains de ses constituants sont impressionnantes. Pour 100 g de persil frais : 19 mg de fer, 0,9 mg de manganèse, 240 mg de vitamine C, 60 mg de provitamine A[4]. Intégrons à partir d'aujourd'hui abondamment à nos plats ce précieux don de la nature, pour notre plus grand épanouissement.

---

[4] D'après Jean Valnet, *Traitement des maladies par les légumes, les fruits et les céréales.*

Le poivron. Le corail des jardins, ou *poivron*, orne pour notre plus grande joie nos jardins, d'août à octobre/novembre suivant les régions. Seuls les poivrons doux sont d'usage alimentaire. Leurs cousins, les piments, sont réservés à la saumure pour être confits, et leur saveur particulièrement brûlante doit les faire consommer avec une certaine prudence. Le poivron frais est recommandé pour les rétentions d'urine, les maladies infectieuses, les déminéralisations, le scorbut, les hémorroïdes ; il renferme des vitamines B2, B3, C, du carotène, du soufre, du phosphore, du potassium, du sodium, du calcium, du fer, de l'acide oléique. Consommé cru, il est quelque peu indigeste : passé à la vapeur douce, sa chair devient moelleuse, et sa digestion aisée.

La cure de légumes verts offre plusieurs possibilités, que nous allons étudier en détail :

- Cure de légumes verts et de salades ;
- Monodiète d'un seul légume ;
- Cure de jus de légume frais.

Cure de légumes verts et de salades (7 jours)

- S'alimenter *uniquement* avec les légumes verts et les salades vertes citées à partir de la p. 101 : « Propriétés des légumes verts d'été», sous les formes suivantes : crus, cuits à la vapeur douce, en jus.

- L'idéal est de choisir le même légume sous les trois formes, puis de changer au repas suivant.

- Aucune matière grasse ne vient s'ajouter aussi bien sur les crudités que sur les légumes cuits : il est impératif de les déguster tels quels, agrémentés toutefois avec tous les merveilleux aromates, choisis de préférence frais : basilic, thym, romarin, menthe, estragon, ciboulette, et ajouter en abondance du persil ciselé.

À jeun

1 grand verre de jus de légume : un seul légume ou un mélange de 2 légumes.

Exemples :

- $^{2}/_{3}$ carotte, $^{1}/_{3}$ cresson ;
- $^{2}/_{3}$ carotte, $^{1}/_{3}$ aubergine ;
- $^{2}/_{3}$ carotte, $^{1}/_{3}$ poivron ;
- $^{1}/_{3}$ aubergine, $^{2}/_{3}$ poivron ;
- $^{2}/_{3}$ courgette, $^{1}/_{3}$ haricot vert.

Il n'est pas conseillé de prendre à jeun un jus de légume contenant de l'ail ou de l'oignon.

Petit-déjeuner

Potage de cresson : 2 grands bols, *ou* bouillon de légumes verts réalisé en faisant cuire tout doucement, sans bouillir, pendant 10 minutes, un mélange de carottes, courgettes, aubergines, oignons, ail, poivrons, laitue, oseille, haricots verts, thym : filtrer le jus et le boire chaud ou tiède.

Matinée

1 grand verre de jus de légume : un seul légume ou un mélange de 2 légumes, au choix, parmi les légumes d'été.

Déjeuner

- 1 grand verre de jus de légume ;
- $^{1}/_{3}$ de crudités : courgette, aubergine, carotte, fenouil, laitue ;
- $^{2}/_{3}$ de légumes cuits à la vapeur douce, ou cuisinés suivant nos recettes gourmandes (voir plus loin).

Goûter

1 grand verre de jus de légume : intervertir par rapport aux autres jus de la journée : l'idéal est de les consommer tous chaque jour.

RECETTES GOURMANDES

Courgettes à la crème d'aubergine

Cuire à la vapeur douce deux aubergines coupées en deux dans le sens de la longueur. Les retirer au bout de 7 à 8 minutes, et prélever délicatement la chair. La réduire en purée et ajouter un mélange d'herbes ciselées : persil, estragon, basilic, menthe. Couper en deux dans le sens de la longueur des courgettes longues et les cuire pendant 5 minutes à la vapeur douce. Ôter délicatement les graines, et remplir les courgettes avec la préparation aux aubergines. Il est possible de faire légèrement gratiner le dessus avant de consommer chaud ou tiède.

À noter que cette recette peut s'intervertir : faire la même farce avec l'intérieur des courgettes et la disposer dans des demi-aubergines. Variantes : avec des poivrons cuits à la vapeur farcis aux courgettes ou aux aubergines ; avec des gros oignons cuits à la vapeur douce et creusés pour recevoir la farce aux courgettes ou aux aubergines ; avec des petits concombres coupés en deux dans le sens de la longueur et cuits 5 minutes à la vapeur douce...

Pommade d'ail

Détacher les gousses de trois grosses têtes d'ail et les cuire 5 minutes à la vapeur douce, sans ôter la peau. Laisser refroidir et peler délicatement. Réduire en purée la chair des gousses d'ail et la mélanger avec des feuilles de menthe et de basilic ciselées.

Utiliser cette pommade d'ail comme assaisonnement pour les crudités et les légumes cuits à la vapeur douce.

Dîner

- 1 grand verre de jus de légume ;
- ⅓ crudités ;
- ⅔ de légumes cuits à la vapeur douce, ou cuisinés.

Afin d'aider à rétablir et régulariser les grandes fonctions de l'organisme, cette cure sera accompagnée de la tisane suivante :

RECETTES GOURMANDES

Bouillon de cresson

1 botte de cresson frais, 1 belle courgette, 1 oignon, 1 cuillère à café de cumin.

Effeuiller le cresson et le laver rapidement sous l'eau froide. Couper en fines rondelles la courgette et disposer le tout dans une marmite avec 1 l d'eau froide. Faire mijoter pendant 15 minutes, sans bouillir, et laisser infuser, de manière à ce que le cumin parfume bien les légumes. Mixer au moment de servir et saupoudrer avec 1 cuillère à soupe de persil ciselé.

Bouillon aux herbes

100 g d'oseille, 1 laitue, 2 oignons, 1 cuillère à soupe de cerfeuil, de persil et de basilic ciselés.

Éplucher les oignons et les couper en lamelles. Les faire mijoter dans une marmite avec un demi-verre d'eau, pendant 5 minutes. Ajouter 1 l d'eau froide, la laitue nettoyée rapidement sous l'eau fraîche, et l'oseille.

Continuer à faire mijoter pendant 10 minutes : le bouillon ne doit pas bouillir. Mixer au moment de servir et saupoudrer avec les herbes ciselées.

- bouillon blanc 10 g
- guimauve 10 g
- grande consoude 20 g
- tormentille 20 g
- reine-des-prés 20 g
- menthe Nana 20 g

2 cuillères à soupe du mélange dans 1 l d'eau froide. Porter à ébullition et laisser infuser 5 minutes à feu doux. Filtrer et boire dans la journée, en dehors des prises alimentaires, sans adjonction de sucre. En boire une dernière tasse au coucher.

Ne pas dépasser dans la journée 2 kg de légumes verts/salades vertes, et 1 l de tisane.

Les personnes fragiles des intestins se reporteront à la cure spéciale pour les colitiques (p. 159 et suiv.).

Monodiète d'un seul légume (3 jours)

Le principe consiste à choisir un légume vert de la saison d'été et de consommer uniquement ce légume pendant toute la durée de la monodiète, sous les formes : crues, «décrudites» (légèrement passé à la vapeur douce) et en jus.

Ajouter des plantes aromatiques fraîches : du basilic pour ses propriétés antiseptiques intestinales, de l'estragon pour la stimulation de la digestion et connu pour calmer l'aérophagie, du cerfeuil pour secourir le foie, de l'aneth pour enrayer les fermentations intestinales, de la sauge pour son action au niveau du foie pour la fabrication de la bile, du thym pour favoriser l'assimilation du fer, de la menthe pour la digestion stomacale ; et surtout, saupoudrer toutes les préparations de persil frais ciselé.

À jeun

1 grand verre de jus de légume additionné de menthe ciselée.

Petit-déjeuner

⅓ du légume choisi cru, ⅔ du légume choisi cuit additionné de plantes aromatiques fraîches.

RECETTE GOURMANDE

Assiettes « dégustation »

- Jus de courgette à la menthe, courgette râpée au basilic, courgette à la vapeur douce à la fleur de thym et au persil.
- Jus de carotte à l'estragon, carotte crue en bâtonnets fins, carottes entières à la vapeur douce, au basilic et à la menthe ciselés, saupoudrées de persil frais.
- Jus de poivron rouge au basilic, poivron jaune coupé en deux, épépiné, et cuit à la vapeur douce farci avec des lamelles de poivron vert saupoudrées de persil, basilic et menthe ciselés.

Matinée

1 grand verre de jus de légume additionné de basilic ciselé.

Déjeuner

⅓ du légume choisi cru, ⅔ du légume choisi cuit additionné de persil frais ciselé.

Goûter

1 grand verre de jus de légume.

Dîner

1 grand verre de jus de légume, ⅓ du légume choisi cru, ⅔ du légume choisi cuit, additionné de persil frais ciselé.

Au coucher

1 verre de jus de légume.

L'idéal est d'effectuer cette cure à intervalles réguliers pendant tout l'été, toutes les 3 semaines environ, et de changer chaque fois de légume.

Ne pas consommer plus de 2 kg du légume choisi par jour, toutes formes cumulées : crues, cuites et en jus.

Dans l'intervalle, boire une tisane rafraîchissante avec de la menthe fraîche, à raison d'une douzaine de feuilles de menthe fraîche pour 1 l d'eau chaude. Laisser infuser hors du feu et filtrer. Conserver au frais et boire tout au long de la journée, à intervalles réguliers, en dehors des prises alimentaires. La menthe peut être remplacée par du basilic, du thym, de l'estragon. Ne pas sucrer la tisane.

Cure de jus de légume frais

Utiliser des jus de légume frais, de provenance biologique, et ne pas les conserver, même au réfrigérateur car leur action curative et dépurative non seulement deviendrait nulle mais les jus pourraient devenir facilement nocifs. Les jus sont plus ou moins épais suivant le légume retenu et peuvent être mélangés entre eux à raison de 3 légumes à la fois. Les mélanges de jus suggérés plus loin ne sont pas impératifs, et chacun peut faire son cocktail à sa guise. Toutefois, pour obtenir une meilleure action, il est recommandé d'associer les jus de légume présentant des qualités thérapeutiques identiques. Les jus de légume peuvent être consommés par toute personne, même celles présentant une fragilité intestinale, car ils ne sont en aucun cas irritants.

Pour effectuer cette cure, il est possible d'utiliser des jus de légume obtenus directement chez soi avec une centrifugeuse ou mieux un pressoir à fruit manuel : le légume est d'abord râpé sur une râpe réservée à cet usage, puis mis dans un récipient : le couvercle permet, en tournant, d'obtenir un excellent jus «manuel», qui n'aura pas subi d'interférence vibratoire comme avec l'utilisation

RECETTES GOURMANDES

Cocktails gourmands

1/3 asperge, 1/3 carotte, 1/3 fenouil ;

2/3 concombre, 1/3 oignon ;

1/2 carotte, 1/2 cresson ;

1/3 carotte, 1/3 haricots verts, 1/3 aubergine ;

1/3 fenouil, 1/3 persil, 1/3 poivron ;

1/3 laitue, 1/3 concombre, 1/3 carotte ;

1/3 courgette, 1/3 aubergine, 1/3 carotte ;

1/3 courgette, 1/3 persil, 1/3 oignon.

d'un appareil électrique. *Le seul impératif* est de déguster le jus *immédiatement* après l'avoir extrait. Si pour des raisons pratiques, il n'est pas possible de presser ses jus de légume soi-même, les magasins diététiques offrent tous des marques de jus diverses, et biologiques. Le seul critère à prendre en considération est de vérifier que les jus choisis ne contiennent pas d'adjonction de sucre ou de jus de fruit (exemple : carotte/citron). Éviter d'une manière générale les cocktails tout faits, mais tenir compte des qualités respectives de chaque élément pris séparément. Constituer vous-même votre cocktail en fonction de votre plaisir gustatif. Il existe également des purs jus de légume en ampoules concentrées, qui évitent ainsi le problème de l'oxydation, et n'utilisent aucun conservateur chimique. L'extraction des jus est réalisée à froid et conserve ainsi tous les principes essentiels des légumes. C'est une formule pratique pour varier les goûts et les effets.

Durée de la cure

Cette cure se déroule sur 1 mois complet, ou sur 2 mois : dans ce dernier cas, faire une pause d'une semaine à la fin du premier mois avant de reprendre. Les mois de juin, juillet, août et la première quinzaine de septembre se prêtent bien à la mise en application de cette cure.

Déroulement de la cure

Pour être efficace, la dose moyenne de jus de légume à consommer est de 2 verres par jour. Ces jus peuvent être consommés à n'importe quel moment de la journée, mais le moment le plus favorable reste le matin à jeun pour le premier. Le second peut être pris soit 30 minutes avant le repas de midi, soit 30 minutes avant le repas du soir.

LES CURES D'AUTOMNE

Saison de transition capitale, l'automne détient la double responsabilité d'amener l'organisme à se détacher en douceur de l'emprise de la forte chaleur estivale pour arriver, sur la pointe des pieds, à nous faire accepter au mieux l'installation du froid, qui peut être progressive ou brutale suivant les régions. La nature généreuse a prévu ces changements et nous offre, pour cette saison, toute une panoplie de fruits et de légumes qu'elle gardait jalousement en réserves, après l'abondance de l'été. Sachons puiser dans ses merveilles subtiles, qui renferment dans leurs secrets profonds les vibrations capables de nous amener «en douceur» de la saison de profusion à la saison qui peut paraître restrictive aux yeux de certains, mais qui ne l'est que par le fait que nos yeux ont oublié de s'émerveiller sur les fruits de cette saison haute en couleur. La légendaire grisaille de l'automne ne le serait peut-être, finalement, que dans notre tête de citadins égarés. Aussi, rétablissons sans plus tarder les joies de cette saison révélatrice, elle aussi, des mystères de la vie, et sachons les décrypter pour notre plus grande harmonie. Après les cures d'été et surtout celles du mois d'août qui ont permis de désintoxiquer et dynamiser la rate, le mois de septembre permet de relancer le processus d'énergétisation du gros intestin ou côlon, dont la lourde tâche est de transmettre les produits de la digestion et de mettre en œuvre le processus de l'assimilation, étape terminale de la digestion. De ce processus découlent les changements et les transformations. De sa tonification va dépendre l'évacuation des déchets de la digestion. Le gros intestin est couplé, en énergétique, avec les poumons, qui peuvent se trouver encombrés, entre

Les trois mots-clés de l'automne sont :

DÉSINTOXICATION – ÉPURATION – DYNAMISATION

autres, par des glaires, empêchant l'oxygénation de s'effectuer au mieux, et déclencheront, au moindre rafraîchissement, les phénomènes bien connus de bronchite, sinusite, rhumes, aux effets désagréables. Aussi, pour éviter tous ces désagréments, découvrons ou redécouvrons ces merveilleux fruits et légumes que l'automne met à notre disposition, pour construire un hiver à notre image : responsable et serein.

Cure de désintoxication, épuration, dynamisation

La période idéale se situe au moment de l'équinoxe de l'automne, aux alentours du 20 au 30 septembre.

Choisir de préférence une période de repos ou de vacances, au moins pour les 3 premiers jours de la cure, afin de permettre à l'organisme d'éliminer dans les meilleures conditions.

Durée : 6 jours

Première phase : la désintoxication

Les 3 premiers jours de la cure, s'alimenter uniquement avec des fruits mi-acides (voir p. 188) ou doux d'automne (voir liste p. 44), des légumes verts et des salades d'automne, crus, cuits et en jus, répartis de la façon suivante :

À jeun

1 grand verre de jus de raisin (ou de myrtille, de mûre, ou de prune : choisir le fruit de son goût dans la liste des fruits d'automne). Choisir *un seul fruit* plutôt que de chercher à faire un cocktail, mais par contre changer de fruit le deuxième et le troisième jour de la cure. Ajouter

⅓ de verre d'eau minérale. Déguster à petites gorgées, en mâchant le jus comme si c'était un aliment solide, et ne pas ajouter de sucre d'aucune sorte.

Petit-déjeuner
L'idéal est de consommer entier le fruit identique à celui absorbé en jus : 250 g de grains de raisin, ou 250 g de myrtilles, ou 250 g de mûres.

Matinée
1 grand verre de jus d'un fruit d'automne, différent de celui du matin.

Déjeuner
⅓ de légumes d'automne crus ; ⅔ de légumes d'automne cuits à la vapeur douce, avec des aromates frais : voir recette gourmande de la «ratatouille des bois» (voir recette p. 119).

Goûter
1 grand verre de jus d'un fruit mi-acide ou doux d'automne, additionné d'un tiers d'eau minérale.

Dîner
⅓ de légumes d'automne crus ; ⅔ de légumes d'automne cuits à la vapeur douce, avec des aromates frais.

Dans l'intervalle d'absorption des jus de fruit, des fruits et des légumes, boire une tisane stimulante à base de cannelle, gingembre, clou de girofle, noix de muscade, éleuthérocoque. La cannelle ravigote les estomacs délicats, et, paraît-il, rend amoureux. Le gingembre stimule l'estomac, rend l'appétit aux anorexiques, facilite la digestion des graisses. Le clou de girofle stimule l'appétit et aide la digestion d'une manière générale. La noix de muscade tonique participe à la digestion des féculents et l'éleuthérocoque, ou ginseng sibérien, diminue la fréquence des maladies dues au froid et augmente les capacités physiques et intellectuelles par stimulation du système nerveux central. C'est ainsi un antifatigue et un antistress.

Deuxième phase : l'épuration

Au bout de ces 3 journées, l'organisme a enregistré le message de désintoxication : les 3 jours suivants vont déclencher le phénomène d'épuration : le repos est conseillé afin d'accentuer au mieux l'élimination.

Au lever

1 grand bol d'infusion tiède de thym, sans adjonction de sucre.

Petit-déjeuner

1 grand verre de jus d'un fruit mi-acide ou doux : choisir dans la liste des fruits d'automne. Sont plus particulièrement actifs les jus de raisin, myrtille, prune, mûre. Additionner le jus retenu d'un tiers de volume d'eau minérale, sans adjonction de sucre.

Matinée

1 grand verre de jus d'un fruit mi-acide ou doux, de préférence identique à celui du matin.

Déjeuner

1 grand verre de jus frais de légume vert d'automne : carotte, radis, navet conviennent bien, additionné d'un tiers d'eau minérale : bien mâcher le jus et faire comme si c'était un aliment solide. Ne pas mélanger plus de 2 ou 3 légumes à la fois et changer chaque jour.

RECETTE GOURMANDE

La ratatouille des bois

Brosser 100 g de navets et de carottes et les couper en petits cubes. Couper une belle courgette ronde en fines tranches, après l'avoir brossée. Couper en rondelles une aubergine préalablement lavée sous l'eau froide. Défaire délicatement quelques bouquets blancs d'un chou-fleur et les rincer sous l'eau froide. Émincer un poireau (blanc et vert), rincer à l'eau froide. Éplucher un gros oignon et le réduire en purée. Disposer cette purée au fond d'une marmite à fond épais, en fonte par exemple, et pouvant aller au four. Ajouter une feuille de laurier-sauce, une pointe de sel, une cuillère à café de fleur de thym, une pointe de couteau de raifort et de gingembre, et bien mélanger. Disposer tous les légumes par-dessus, ajouter un verre d'eau, et mettre au four, thermostat 7, pendant 30 à 40 minutes. En cours de cuisson, mélanger les légumes et les arroser plusieurs fois avec leur jus de cuisson. Déguster tiède ou chaud.

Goûter

1 grand verre de jus d'un fruit mi-acide ou doux d'automne, additionné d'un tiers d'eau minérale, sans adjonction de sucre.

Dîner

La même chose que pour le déjeuner.

Il est capital de respecter les horaires d'absorption des jus de fruit et des jus de légume, et aussi de ne pas les mélanger entre eux sous peine de provoquer des flatulences désagréables.

Dans l'intervalle, boire la même tisane que pour les 3 premiers jours de la cure : la quantité journalière de liquides ingérés ne devra pas dépasser 2,5 l.

La reprise alimentaire s'effectuera suivant les conseils donnés au chapitre suivant.

Troisième phase : la dynamisation

La troisième phase, ou phase de dynamisation, peut maintenant intervenir. Bien respecter tout d'abord la reprise alimentaire et entamer une cure de compléments alimentaires spécifiques à l'automne. Commencer par une minéralité de fond (voir «L'énergétique de l'automne, p. 42) associée à une cure de vitamines du groupe B, pendant un mois, sans interruption. Une cure de charbon végétal pendant 30 jours convient aussi, ou une cure de thym, de gingembre ou d'harpagophytum, en fonction du type de chacun. Se reporter au chapitre précédent pour le développement de ces compléments alimentaires, amis de la saison automnale (voir p. 45 et suiv.).

Monodiète de pêches jaunes

Les vertus de la pêche, aussi bien blanche que jaune, sont explicitées dans le chapitre des cures d'été. Nous n'y reviendrons pas dans cette monodiète et nous conseillons le lecteur de se reporter plus particulièrement à la «monodiète de pêches blanches» (p. 87 et suiv.)

Cure «douce» de transition, à effectuer au mois de septembre pour accompagner l'été à la rencontre de l'automne, la monodiète de pêches jaunes traduit l'énergétique de journées encore chaudes, avec une intensité solaire en diminution. Cette monodiète permet de commencer un premier nettoyage des toxines accumulées par la forte chaleur, et constitue un préambule intéressant en prévision de la cure de raisin, pour le mois d'octobre.

Déroulement de la monodiète

Durée : 4 semaines à raison d'un jour par semaine. Réserver, dans la mesure du possible, le même jour pour les 4 semaines afin d'obtenir une efficacité optimale.

S'alimenter sans surcharges graisseuses 6 jours de la semaine, et consacrer le septième jour à la monodiète de pêches jaunes : s'alimenter ce jour-là uniquement avec des pêches, bien mûres et juteuses, réparties de la façon suivante :

À jeun
1 grand verre de jus de pêche jaune.

Petit-déjeuner
4 ou 5 pêches, bien mûres et juteuses, à savourer dans le calme.

Matinée
1 grand verre de «délice de pêches» (voir recette ci-dessous).

Déjeuner
1 verre de «délice de pêches»; 4 ou 5 pêches, bien mûres : bien les mastiquer et les manger lentement.

Goûter
1 grand verre de jus de pêche.

Dîner
1 verre de «délice de pêches»; 4 ou 5 pêches, bien mûres.

RECETTE GOURMANDE

Délice de pêches jaunes

Pour un grand verre : ôter délicatement la peau de 2 pêches jaunes bien mûres et bien juteuses et les couper en morceaux. Les disposer dans un bol à mixer et ajouter 2 cuillères à soupe d'eau de fleur d'oranger et 1/2 verre d'eau minérale : mixer et déguster immédiatement.

Dans l'intervalle, boire 1 l de tisane de thym, réparti tout au long de la journée, en dehors des prises alimentaires, et sans adjonction de sucre ; le thym est une plante dont les propriétés médicinales n'ont jamais été remises en cause. Il contient du thymol, aux vertus antiseptiques, antispasmodiques et vermifuges, et du carvecrol qui renforce l'action antiseptique du thymol. Le thym est aussi diurétique, cholérétique, stomachique, béchique, hémolytique et révulsif. Avec le mois de septembre débute le cycle d'énergétisation gros intestin/poumons, et les propriétés tonifiantes du thym jouent un rôle bénéfique dans ce processus. L'idéal est de poursuivre la consommation de tisane de thym tout au long du mois de septembre.

Cure de jus de carotte

Les propriétés thérapeutiques de la carotte ont été examinées dans le chapitre des «cures de printemps» (p. 73 et suiv.). Nous conseillons le lecteur de se reporter à ces pages pour les détails.

La monodiète de jus de carotte est intéressante à retenir pour le mois de novembre, plus particulièrement pour les vertus toniques et reminéralisantes de la carotte qui correspondent bien à cette époque de l'année. Ses propriétés de rajeunissement tissulaire et son extrême richesse en vitamine A et provitamine A (carotène) sont un bien précieux pour cette époque de l'année où il est indispensable de protéger l'épiderme à l'approche de la morsure de l'hiver.

En profiter pour conjuguer les effets internes avec une remise en beauté de la peau, par l'application deux fois par semaine d'un masque réalisé avec une cuillerée à soupe de jus de carotte mélangé à une cuillerée à soupe de miel de rhododendron, idéal pour assouplir la peau. Le visage se trouvera ainsi moins agressé par le froid, le moment venu.

Déroulement de la cure (1 mois)

Boire un grand verre de jus de carotte, fraîchement extrait :

- à jeun ;
- au début du repas de midi ou du repas du soir, en fonction des commodités de chacun.

Le déguster *lentement* et le mastiquer comme si c'était un aliment solide, afin de bien l'insaliver et libérer ainsi les propriétés de la carotte. Si, pour des raisons d'ordre pratique, il ne vous est pas possible d'extraire vous-même votre jus de carotte, les magasins diététiques offrent des jus de carotte sous divers emballages, dont certaines marques sont même enrichies en bêta-carotène. Choisir la présentation qui convient le mieux à votre situation, afin de tirer le maximum de profit de cette cure salvatrice de la peau.

Cure de châtaignes

La culture du châtaignier est répandue dans toute l'Europe méridionale, et sa longévité peut atteindre 1000 ans! C'est largement la durée de vie nécessaire pour nous faire bénéficier de sa richesse nutritive pratiquement comparable à celle du blé. L'ingratitude humaine, peu soucieuse des valeurs essentielles, a fait tomber la consommation de la châtaigne dans le domaine des oubliettes, préférant réserver son palais à la dégustation des marrons glacés. Il est grand temps de rétablir ce fruit délicieux, à la chair savoureuse et délicatement parfumée : c'est ce que cette cure vous invite à redécouvrir. La châtaigne est recommandée aux asthéniques et aux anémiques par son haut pouvoir de reminéralisation. Sa saison de maturité est située dans l'antichambre de l'hiver, et ses propriétés de tonifiant musculaire, nerveux et veineux sont précieuses à cette époque de l'année.

Elle est tout particulièrement recommandée aux dyspeptiques, aux convalescents, aux personnes âgées. Les sportifs puiseront, dans ses sucres lents, de bonnes réserves d'énergie. Elle soulage les hémorroïdes enflammées et tonifie la rate, dont les fonctions sont étroitement liées à celles de l'estomac pour son aide à la digestion et à l'assimilation des céréales. Sa consommation n'est cependant pas recommandée aux diabétiques. Elle est constituée de protides, de glucides et de lipides, de vitamines B1, B2, B3 (PP), B8, C et E, et de minéraux : potassium, phosphore, calcium, sodium, fer, magnésium, manganèse, zinc, cuivre, soufre.

RECETTES GOURMANDES

Crème de châtaignes

Cuire 500 g de châtaignes, ou de marrons, avec leur enveloppe, dans 2 l d'eau, pendant 3/4 d'heure. Laisser refroidir, puis ôter la peau à l'aide d'un petit couteau pointu pour plus de facilité. Passer la chair à la moulinette afin d'obtenir une fine purée. Ajouter 3 cuillères à soupe d'extrait pur de vanille liquide, et bien mélanger : la douceur sucrée de la chair de la châtaigne est un véritable régal, mêlée au parfum subtil de la soyeuse vanille.

La vanille a des propriétés antiseptiques, toniques et digestives, et ouvre l'appétit des anorexiques. La légende lui prête des vertus aphrodisiaques, mais il faudrait pour cela croquer la bagatelle de 10 à 20 gousses de vanille. À dire vrai, c'est le seul test parmi toutes les cures que nous n'ayons pas essayé !

Châtaignes au fenouil

Faire cuire dans 2 l d'eau 500 g de châtaignes avec leur peau. Ajouter une cuillère à soupe de semences de fenouil et quelques branches coupées de la plante (fraîche ou sèche). Porter à ébullition, puis cuire à petit feu pendant une heure. Les châtaignes sont prêtes à être dégustées, imprégnées du parfum du fenouil. Les éplucher et ôter la petite peau brunâtre qui protège sa chair douceâtre : il me semble que beaucoup parmi vous réhabiliteront la châtaigne parmi leurs gustatives amies.

Déroulement de la cure

Durée : 4 semaines à raison d'un jour par semaine, de préférence toujours le même. À positionner après la cure de raisin, au début du mois de novembre. Le jour de cure, s'alimenter comme suit :

Petit-déjeuner

Crème de châtaignes : 250 g (voir recette ci-contre).

Déjeuner

400 à 500 g de châtaignes au fenouil (voir recette ci-contre).

Dîner

Légumes verts d'automne : ⅓ crus, ⅔ cuits à la vapeur douce. Dans la journée, boire 1,5 l d'eau minérale, en dehors des prises alimentaires.

Cure de noix

Les vertus des noix sont connues en France dès la fin de l'âge de bronze, pour atteindre la région grenobloise vers l'an 800 av. J.-C. Les Romains appréciaient aussi ses propriétés thérapeutiques. La noix est le fruit le plus nutritif, et s'inscrit au menu de tous les déficients, des convalescents, des enfants et des personnes âgées pour ses propriétés reconstituantes, où elle fait merveille dans tous les cas d'asthénie, d'anémie, de troubles de la croissance et de rachitisme. C'est un excellent vermifuge qui traite les parasitoses intestinales et plus particulièrement le ténia. Elle tonifie le sang et consolide les os. La noix est laxative et antidiarrhéique. Antiscrofuleuse, elle vient à bout des dermatoses. C'est un excellent draineur cutané et lymphatique. Elle est recommandée aux diabétiques pour ses vertus hypoglycémiantes. C'est une excellente protéine végétale qui supplémente avec succès l'alimentation végétarienne. La cure de noix est préventive contre les engelures et décongestionne les hémorroïdes enflammées.

L'huile de noix arrive en tête des huiles végétales pour sa teneur en acides gras essentiels (vitamine F), ses propriétés anticholestérol, et sa composition en acides linoléique, linolénique et oléique. Sa consommation est particulièrement adaptée aux personnes qui doivent subir un régime anticholestérol, comme adjuvant d'une correction alimentaire appropriée. Attention toutefois à la consommer de première pression à froid et de provenance biologique pour bénéficier de ses propriétés, et il n'est pas conseillé de la stocker trop longtemps car elle rancit facilement.

La noix renferme des lipides, des protéines, des glucides, des vitamines A, B1, B2, B3 (PP), B5, B6, C et des minéraux : phosphore, calcium, magnésium, potassium, soufre, fer ; certains auteurs la considèrent comme le fruit le plus riche en cuivre et en zinc.

Déroulement de la cure

Durée : 15 jours, de préférence entre le 15 et le 30 novembre pour bénéficier de son action préventive contre les engelures.

Le matin (à jeun de préférence)

Boire un grand verre de «cocktail aux noix» et prendre le petit-déjeuner 30 minutes après (voir recette ci-contre).

Dans la matinée

Croquer une dizaine de cerneaux de noix fraîchement décortiqués.

Dans l'après-midi

Croquer une dizaine de cerneaux de noix fraîchement décortiqués. Il est impératif de bien mâcher les noix pour faciliter leur digestion.

Cette cure est à faire ou à refaire impérativement par temps très frais ou chaque fois que la fatigue se fait sentir : un bon verre de cocktail aux noix sera tout à fait revigorant.

RECETTE GOURMANDE

Cocktail aux noix

Décortiquer 5 à 6 noix semi-fraîches ou sèches et les mettre dans un mixer avec une pomme biologique non épluchée, coupée en quartiers, et une petite grappe de raisin muscat biologique. Mixer pendant 2 minutes et déguster ce nectar hautement énergétisant : dynamisme assuré pour toute la matinée!

Cure de jus de pomme

Les importantes vertus thérapeutiques de la pomme ont été énumérées plus haut. Le lecteur trouvera dans la «cure de pommes» (p. 77 et suiv.) toutes les indications de ce fruit et ses composantes.

Le jus de pomme frais présente quelques différences par rapport au fruit frais entier : il est légèrement plus riche en glucides, mais dépourvu de lipides, et à une très faible teneur en protéines. Il renferme du phosphore, du calcium, du fer et des vitamines B1, B2 et C.

La cure de jus de pomme s'inscrit parfaitement au mois de septembre pour bénéficier de ses effets dépuratifs du sang et du milieu intérieur, ainsi qu'une détoxination générale. C'est une cure facile à suivre, et les plus réfractaires n'auront plus aucune excuse valable pour retarder la mise en application d'une cure, à moins d'avoir une répulsion profonde pour le jus de pomme !

Déroulement de la cure (1 mois)

Le matin à jeun, boire lentement un grand verre de jus de pomme fraîchement extrait en le mâchant comme si c'était un aliment solide afin de bien l'insaliver avant de l'avaler. L'efficacité est la meilleure à jeun, mais les personnes qui ont quelques difficultés à avaler un jus de fruit au réveil pourront effectuer cette cure le soir, au moment du coucher, pour une même durée.

S'il ne vous est pas possible d'extraire chez vous du jus de pomme, les magasins diététiques proposent des purs jus de pomme biologiques, de très bonne qualité : attention toutefois à choisir du pur jus de pomme naturel, sans adjonction de sucre.

Cure de riz

Céréale de base depuis toujours des habitants d'Asie et d'Extrême-Orient, cultivée depuis la nuit des temps en Chine et en Inde, il est à ce jour recensé plus de 1000 espèces de riz. Au moment de sa récolte, le riz porte le nom de «poddy». Puis passé entre des meules pour le débarrasser de son enveloppe appelée «la balle», il devient le riz «cargo», du nom donné aux bateaux qui en assurent le transport. Il subit ensuite un polissage, dont le principe consiste à le débarrasser, pour notre plus grand mal, de son péricarpe, de son germe et de son assise protéique pour obtenir du riz blanc, poli, dévitalisé, limité à l'amande. La consommation d'un tel riz pose le problème du béribéri, ou avitaminose B. Une fois de plus il est prouvé qu'une réforme alimentaire passe par l'élimination systématique des produits de base raffinés pour les remplacer par des produits naturels et complets, afin de pouvoir bénéficier de leurs propriétés hautement nutritives.

Le riz complet est très riche en hydrates de carbone, ce qui en fait un excellent aliment énergétique. Il est pauvre en matières grasses. Il favorise l'élimination de l'urée, et sa consommation est plus particulièrement recommandée dans les cas d'insuffisance rénale et/ou cardiaque, car sa teneur est faible en potassium et en sodium. Il peut être prescrit dans tous les cas d'hypertension grave et de néphrites : W. Kempner préconise pour cela 300 g de riz par jour, sans adjonction de sel, sur la base de 3 ou 4 jours par semaine. Les autres jours, une alimentation végétarienne est adoptée. Le riz s'accorde bien avec les régimes amaigrissants. Pour les plus coriaces, le régime macrobiotique japonais d'Oshawa préconise une poignée de riz complet cru, à jeun, à mastiquer longuement…

Le riz favorise la croissance et sa consommation est recommandée en cas de surmenage. Il fait régresser les fermentations intestinales et stoppe les diarrhées, plutôt sous la forme d'eau de riz. Certains auteurs lui prêtent des vertus d'élimination des poisons contenus dans les reins et les poumons. Il serait cependant à éviter dans le cas de dérèglement des surrénales. Le riz complet se compose pour 100 g de 77 g de glucides, 8 g de protéines, seulement 1,1 g de lipides, 300 mg de phosphore, 175 mg de potassium, 106 mg de magnésium, 50 mg de calcium, 23 mg de chlore, et de fer, soufre, manganèse, zinc, iode, fluor, arsenic, ainsi que des vitamines B1, B2, B3 (PP), B5.

Le riz poli cuit contient 10 fois moins de vitamine B1, 5 fois moins de vitamine B2, 4 fois moins de vitamine B3, et la vitamine B5 a totalement disparu.

Déroulement de la cure (10 jours)

Ne consommer que du riz complet cuit, tout au long de la journée, réparti aux horaires des repas habituels. Dans l'intervalle, boire de l'eau minérale, à raison de 1 à 1,5 l, répartie dans la journée, de préférence en dehors de l'absorption du riz.

Variante sur 2 semaines

Consommer du riz complet cuit 3 ou 4 jours d'affilée, puis terminer la semaine en adoptant une alimentation végétarienne, c'est-à-dire dépourvue de produits animaux (viandes, poissons, charcuterie).

Cure de jus d'argousier

L'argousier est un arbuste épineux qui pousse en Europe dans les terrains sablonneux. Il a un besoin impérieux de soleil, au point de dépérir en l'absence d'une lumière suffisante. Il a élu domicile sur les rivages de la Manche et de la mer du Nord, terres salées où ses longues racines avec de nombreuses pousses fixent le sol. L'action astringente de ses petites baies orangées est connue depuis le Moyen Âge. Mais il a fallu attendre le XXe siècle pour découvrir leur forte concentration en vitamine C.

Les magasins diététiques offrent des préparations à partir de baies sauvages, dont l'argousier, qui sont appelées à jouer un rôle important dans l'alimentation moderne. Ces jus proviennent directement du courant vital des végétaux et des expériences récentes démontrent leur valeur alimentaire indéniable. Le jus d'argousier provient de plantes sauvages dont les qualités ne sont en rien altérées par des substances impropres à la consommation, ce qui permet une concentration d'autant plus dense de leurs effets. La présence de vitamine C et de provitamine A fortifie et harmonise la vitalité corporelle. Le jus d'argousier est recommandé aux convalescents et aux asthéniques. Il augmente le tonus et les capacités intellectuelles et sert à compenser le dépassement des forces si fréquent dans l'agitation de la vie moderne. Il stimule l'appétit et se révèle précieux dans les cas d'inappétence.

Une cure de jus d'argousier est tout particulièrement recommandée au mois de novembre pour ses vertus toniques et antiseptiques. C'est aussi un facteur de lutte contre la fatigue, le vieillissement et un préventif contre la grippe.

Déroulement de la cure (1 mois)

À jeun
2 cuillères à soupe de jus d'argousier dilué dans un demi-verre d'eau minérale. Prendre le petit-déjeuner 20 minutes après.

½ heure avant le déjeuner
Prendre 2 cuillères à soupe de jus d'argousier dilué dans ½ verre d'eau minérale.

Cette cure est préventive contre les désagréments de l'hiver : ne pas hésiter à la reprendre en cas de fatigue soudaine ou en période d'épidémie grippale.

Cure de raisins

Par excellence, l'automne est la saison pour découvrir les vertus du raisin, parvenu à sa pleine maturité d'énergie vitale.

C'est au mythe dionysiaque, plein de vie effervescente, et aux conquêtes de Bacchus que nous devons aujourd'hui de goûter aux bienfaits du raisin. Dieu de la fécondité de la nature, pourvoyeur du raisin, et dieu de la nutrition, il célébra la végétation luxuriante, la puissance de la sève et le rayonnement bénéfique de la lumière, caractéristiques dont est porteur le généreux fruit de la vigne.

Valeur nutritive du raisin

Le raisin, fruit délicieux, fruit magnétique, fruit symbolique, fruit du saint Sacrifice, sa valeur incomparable est attestée par la richesse de sa composition.

Composition du raisin
(pour 100 g de raisin mûr*)

Eau	81 g	**Éléments minéraux (mg/100 g)**	
Protides	1 g	Soufre	8 mg
Lipides	1 g	Phosphore	20 mg
Glucides	17 g	Chlore	3 mg
Cellulose	0,2 g	Sodium	2 mg
		Potassium	198 mg
Vitamines (mg/100 g)		Magnésium	10 mg
Acide ascorbique	4 mg	Calcium	20 mg
B1, Thiamine	0,04 mg	Fer	0,30 mg
B2, Riboflavine	0,02 mg	Zinc	0,10 mg
PP, A. Nicotinique	0,20 mg	Cuivre	0,10 mg
B5, A. Pantothénique	0,07 mg	Manganèse	0,07 mg
B6, Pyridoxine	0,08 mg	Iode	0,002 mg
Caroténoïdes actifs	0,03 mg		

De plus, le raisin noir contient de l'œnocyanine de monti qui est un tonique sans nuisance pour les nerfs.**

* Tableau de composition des aliments d'après Lucie Randoin.
** Raymond Lautie, professeur d'oncologie physique, «Raisin, vin, vinaigre», *Revue Vie et action.*

Le jus de raisin, issu de grappes de raisin gorgées de soleil, et surnommé «lait végétal» par le Dr Herpin en 1865, possède une composition qui permet la comparaison avec le lait de la femme et – selon plusieurs auteurs – ses sucres «constituent un élément du sang normal» ainsi que le démontre le tableau ci-après[5].

[5] Raymond Lautie, «Raisin, vin, vinaigre», *op. cit.*

	Jus de raisin	Lait de femme
Eau	71 à 83 %	87 %
Protides	1,4 à 1,5 %	1,5 %
Lipides	traces	4,0 %
Sucres	12 à 30 %	6,8 à 11 %
Substances minérales	1,0 à 1,4 %	0,4 %

Cependant, le jus de raisin pris par le petit enfant ne peut pas se substituer totalement au lait maternel sans provoquer de redoutables carences.

Propriétés du raisin

La teneur élevée de ses sucres directement assimilables (ne demandant pas à être hydrolysés) et leur richesse incomparable en glucose, lévulose, mannite (qui se transforme en maltose par oxydation), dulcite (isomère de la mannite : constitution avec les mêmes éléments, mais groupement différent des atomes au sein de la molécule) ainsi que *son pourcentage élevé de potassium* placent le raisin au stade de l'aliment nutritif et énergétique par excellence.

- Sa biochimie alcaline permet de maintenir l'équilibre du pH sanguin, qui indique naturellement une légère alcalinité.

- Puissant restaurateur de la force musculaire, élément reminéralisant de haute qualité, il participe au rajeunissement cutané par accélération du passage de l'influx nerveux et contribue à la tonicité du muscle cardiaque.

- Son pouvoir détoxicant décongestionne le foie par stimulation de son action cholagogue et augmente les différentes fonctions hépatiques.

- Véritable condensé d'énergie solaire, il rétablit les minéralités déficientes, et vient au secours des asthéniques et des «surmenés-stressés» par augmentation de la résistance à la fatigue physique et nerveuse.

- Il décongestionne la rate et régénère les anémiques.
- Son action détoxicante agit sur les rhumatismes et l'arthritisme en accélérant l'évacuation des acides organiques.
- Puissant draineur, il lutte contre les œdèmes, l'azotémie, et vient à bout des intestins rebelles par son action laxative.
- Sa digestion est aisée : bien qu'acide au goût, et que cette acidité persiste au cours de l'étape de la digestion stomacale, elle augmente l'émission du suc gastrique. Les tempéraments «hypochlorhydriques» gagneront à boire un verre de jus de raisin 30 minutes avant le repas.
- Le raisin a une action anticancérigène puissante. Nous laissons le soin aux lecteurs de se reporter au merveilleux livre de Johanna Brandt *La cure de raisin*[6] qui traduit les guérisons que ce précieux aliment, d'essence cosmique, peut réaliser dans des cas gravissimes.
- Familiarisez-vous avec la cure de raisins, adoptez-la chaque année, prise en tant que moyen naturel de détoxination après la saison chaude de l'été, afin de préparer l'organisme à affronter l'hiver en parfaites conditions physiques et morales.

Conduite de la cure

Avant de débuter une cure de raisins, il est indispensable de prendre conscience de quelques facteurs essentiels.

- La cure se doit d'être exclusive, c'est-à-dire ne comporter aucun aliment, sous quelque forme que ce soit, autre que le raisin

[6] Johanna Brandt, *La cure de raisin*, Genève, Éditions Jouvence, 2000.

(en jus, pulpe ou grains crus entiers). Il est seulement possible d'alterner raisin blanc-raisin noir. Toutes les variétés de raisins conviennent.

- Se procurer des raisins de provenance *biologique*, achetés dans les magasins diététiques, avec certificat d'origine et mention, ou chez des producteurs dont le mode de culture relève d'un cahier des charges de l'agriculture biologique. Sinon, se souvenir que la vigne est traitée au soufre, au sulfate de cuivre, à divers produits chimiques hautement toxiques pour le corps humain. Ces traitements retombent immanquablement sur les grappes de raisin. Le laver abondamment sous l'eau fraîche potable : le consommer tel quel irait à l'encontre des effets bénéfiques de la cure.

- Choisir des raisins *mûrs* : seuls des fruits parvenus à parfaite maturité représentent des formes matérielles de condensation de l'énergie solaire. Le fruit mûr à point est gorgé d'eau minéralisée, vitalisée, véritable concentré de vitamines, seul capable de respecter la chimie cellulaire et d'assurer le renouveau de la cellule par son processus direct d'hydratation, d'épuration et de rajeunissement. La concentration glucidique du raisin mûr assure le «carburant» immédiat et permet à l'organisme de recevoir avec régularité de l'énergie vitalisante.

- La quantité journalière de raisin à absorber varie de 1 à 2 kg : il est possible d'augmenter jusqu'à 3 et même 4 kg. Simplement, il convient, *avant tout*, de respecter ses dispositions personnelles, et surtout de ne pas s'obliger à une grande consommation de raisin : chacun doit trouver sa quantité de «croisière».

- Les 2 jours qui précèdent la cure de raisins, adopter une alimentation hypotoxique, à base uniquement de fruits et de légumes, répartis comme suit :

Petit-déjeuner : 8 heures ; *Matinée* : 10 heures ; *Goûter* : 17 heures
Jus de fruit fraîchement pressé, sans adjonction de sucre. Fruits frais, fruits secs, fruits oléagineux. En quantité.

Déjeuner : 12 heures ; *Dîner* : 20 heures
Jus de légume fraîchement pressé. Légumes crus ⅓ de la ration. Légumes cuits ⅔ de la ration.

Dans l'intervalle, eau minérale.

Durée de la cure

10 jours, sans interruption, représentent la durée idéale de la cure. Faire précéder et suivre les 10 jours par 2 jours d'alimentation hypotoxique. Cependant, au risque de lasser certains tempéraments, il est possible de conduire la cure de raisins selon les 3 formules suivantes :

Formule n° 1, sur 3 semaines
Lundi, mardi, mercredi, jeudi : cure de raisins ;
Vendredi, samedi, dimanche : alimentation hypotoxique.

Formule n° 2, sur 4 semaines
Lundi, mardi, mercredi : cure de raisins ;
Jeudi, vendredi, samedi, dimanche : alimentation hypotoxique.

Formule n° 3, sur 6 semaines
Samedi, dimanche : cure de raisins ;
Lundi, mardi, mercredi, jeudi, vendredi : alimentation hypotoxique.

Quelle que soit la formule pratique choisie, boire à jeun :

- *Pendant la cure* : 2,5 dl de jus de raisin, fraîchement pressé, sans adjonction de sucre.
- *Dans l'intervalle des jours de cure*, pour les 3 formules, 2,5 dl de jus de raisin, fraîchement pressé, sans adjonction de sucre.

Menu type de la cure de raisins

À jeun : 2,5 dl de jus de raisin noir, fraîchement pressé, sans adjonction de sucre.
Petit-déjeuner : raisin blanc en grains.
Matinée : raisin noir en grains.
Déjeuner : jus de raisin blanc, raisin noir en grains.
Goûter : raisin blanc en grains.
Dîner : jus de raisin noir, raisin blanc en grains.

Il est possible d'intervertir raisin noir et raisin blanc dans le menu type, mais veiller toujours à avoir les deux au déjeuner et au dîner, sous forme de jus ou sous forme de grains.

Les 30 jours suivant la cure

Renforcer les effets bénéfiques du raisin avec un grand verre de jus de raisin, pris à jeun, 20 minutes avant le petit-déjeuner habituel.

Il est capital de bien mâcher les grains de raisin. Ne pas se forcer à avaler complètement la peau et les pépins. Mastiquer à fond, et rejeter le reste. Certaines personnes à la sensibilité intestinale marquée gagneront à ôter la peau et les pépins, et à avaler la pulpe bien mastiquée.

Une «fausse constipation» peut se manifester au cours de la cure. Il s'agit simplement d'une accumulation de peaux et de pépins au niveau de l'anus. Ne pas s'alarmer et pratiquer un lavement léger à l'eau tiède afin de ne pas irriter la muqueuse intestinale.

Pour conclure sur la cure de raisins, nous sommes tentés de dire : fruit «miracle», cadeau chaleureux de notre Terre-Mère, il participe à la survie de l'espèce. Le rapport de l'homme avec le monde se trouve étroitement représenté, une fois de plus, par l'intermédiaire de la vigne et de son fruit merveilleux, le raisin. Encore faudra-t-il que les habitants de la planète daignent se pencher sur ses grappes odorantes, et l'élever au rang de «seigneur» des fruits de l'automne.

LES CURES D'HIVER

Au début de l'hiver, la Terre se repose, et nous gagnerions en vitalité si nous prenions la bonne résolution de faire comme elle. Saison au cours de laquelle il est important d'économiser son énergie afin de mettre à profit cette période d'accalmie pour se tourner vers la réflexion et la méditation, l'hiver est la période tout indiquée pour effectuer en douceur une cure de **revitalisation** intérieure afin de mieux appréhender la morsure du froid. Profiter en même temps pour augmenter la durée du sommeil qui, en cette saison particulièrement, constitue le meilleur traitement contre la fatigue. L'hiver étant la période de l'année qui comporte les nuits les plus longues, cela ne présentera aucune difficulté de «gagner» du sommeil plus facilement sur les heures du coucher car, hélas, les heures du réveil sont toujours les mêmes. La fatigue nerveuse sera moins forte et la récupération plus importante. Le lever sera plus tonique malgré la grisaille, le brouillard et le verglas.

L'hiver est une période au cours de laquelle les excès seront le moins bien acceptés par l'organisme qui doit fournir déjà un effort plus important pour lutter contre l'abaissement de la température. Pour l'aider dans sa lutte, l'idéal est de retrouver le bon goût des soupes d'antan, dont la seule odeur parfumée suffit déjà à nous faire oublier la grisaille. Le corps sera tout ragaillardi en recevant ainsi une aide précieuse.

L'hiver n'est pas non plus la saison idéale pour pratiquer une cure de longue durée, ni pour commencer un «régime» pour les personnes qui ont des kilos en trop, mais plutôt des minicures à renouveler plusieurs fois de suite, ou des monodiètes aux principes revitalisants. Consacrer un week-end de temps en temps à cette pratique et, même si l'impression de ne rien manger, ou de ne pas suffisamment manger, se faisait sentir, le compteur métabolique est remis à zéro et permet de repartir le lundi d'un bon pied, dans un état d'esprit de «sagesse diététique» doublé d'un regain d'énergie.

L'hiver est également lié aux fêtes de fin d'année : un «programme» spécial est prévu à cet effet et pour les fêtes en général (voir plus loin). Au lieu de nous laisser aller aux repas pantagruéliques, mettons à profit ce moment privilégié de l'année et prenons conscience du principe de renouveau inscrit symboliquement par la Nativité, véritable fête de la Noël.

Cure de revitalisation

Commençons donc par effectuer une cure de revitalisation, destinée à nous aider à faire face à la morsure du froid, à tonifier les intestins pour leur permettre de mieux effectuer leur fonction d'assimilation, et lutter ainsi contre les infections, plus fréquentes en cette période de l'année.

Le moment idéal se situe au début du mois de décembre, juste avant l'arrivée de la période la plus froide de l'année (en fonction des régions, bien entendu).

Déroulement de la cure (3 jours)

1er jour de cure

Au lever

1 grand verre de jus de pomme + 1 pomme.

À 10h00

1 grand verre de jus de fruit frais : orange, pamplemousse, pomme, poire : un seul fruit à la fois, sans adjonction de sucre et additionné d'un peu d'eau minérale.

Entre 12h00 et 13h00

1 grand verre de jus de carotte ; 1 grand bol ou 1 grande assiette de «potage revigorant» (voir recette ci-contre) à déguster lentement, en mâchant chaque cuillerée comme si c'était un aliment solide.

À 16h00

1 grand verre de jus de fruit : un seul fruit à la fois, si possible différent de celui pris à 10 heures. Éviter les jus d'agrume à cette heure de la journée.

Entre 19h00 et 20h00

1 grand bol ou 1 grande assiette de «potage revigorant».

Au coucher

1 tasse de fleur d'oranger, tilleul, lavande, pour un sommeil calme.

2e jour de cure

Au lever

1 grand verre de jus de poire + 1 poire.

À 10 heures

1 grand verre de jus de fruit frais : orange, pamplemousse, pomme, poire : un seul fruit à la fois, sans adjonction de sucre et additionné d'un peu d'eau minérale.

Entre 12h00 et 13h00

1 grand verre de jus de betterave ; 1 grand bol ou 1 grande assiette de «potage revigorant».

À 16h00

1 grand verre de jus de fruit : un seul fruit à la fois, si possible différent de celui du matin. Éviter les jus d'agrume à cette heure de la journée.

Entre 19h00 et 20h00

1 grand bol ou une grande assiette de «potage revigorant».

Au coucher

1 tasse de fleur d'oranger, tilleul, lavande, pour un sommeil calme.

RECETTES GOURMANDES

Potage revigorant

Pour 2 grandes assiettes : un 1/2 l d'eau de Volvic, 2 belles carottes, 1 navet, 2 petits poireaux, 1 gros oignon piqué de 2 clous de girofle, 3 gousses d'ail, 1 branche de céleri, 1 petite tranche de courge. Couper tous les légumes épluchés et brossés en petits tronçons et les cuire doucement dans l'eau, sans faire bouillir, pendant 15 minutes. Mixer le potage, qui doit avoir la consistance d'un velouté, et parsemer sur chaque assiette 1 cuillère à soupe de persil ciselé et 1 cuillère à soupe de feuilles de céleri ciselées.

Boisson de longue vie

Cette potion magique date de la dynastie des empereurs Ming : faire un mélange à parts égales de 2 écorces de cannelle, de racine de réglisse, de menthe poivrée, de chèvrefeuille et de fleurs de chrysanthèmes chinois. Prendre une pincée de ce mélange par tasse d'eau et laisser bouillir à feu doux pendant 5 minutes. Laisser infuser 5 autres minutes, filtrer et déguster avec délectation cette boisson au goût exquis.

À noter : les fleurs de chrysanthème chinois se trouvent plus particulièrement dans les épiceries chinoises sous l'appellation de You Hua.

3e jour de cure

Au lever

1 grand verre de jus d'orange + une orange – l'orange peut être remplacée par un pamplemousse.

À 10h00

1 grand verre de jus de fruit frais : pomme ou poire, sans adjonction de sucre et additionné d'un peu d'eau minérale.

Entre 12h00 et 13h00

1 grand verre de jus de radis noir (mélanger avec la carotte pour les palais récalcitrants à la saveur du radis noir) ; 1 grand bol ou 1 grande assiette de «potage revigorant».

À 16h00
1 grand verre de jus de fruit frais, différent de celui du matin, sans adjonction de sucre, en évitant les jus d'agrume à cette heure de la journée.

Entre 19h00 et 20h00
1 grand bol ou une grande assiette de «potage revigorant».

Au coucher
1 tasse de fleur d'oranger, tilleul, lavande, pour un sommeil calme.

Dans l'intervalle des prises alimentaires, boire 1 l de la «boisson de longue vie», sans adjonction de sucre (voir recette p. 141).

À partir du quatrième jour, s'alimenter normalement, en évitant toutefois de consommer des protéines animales jusqu'au huitième jour. Voir la reprise alimentaire au chapitre suivant.

Cure de champignons/huile d'olive

La nature généreuse abrite 180 000 espèces de champignons recensés à ce jour, mais tous ne sont pas comestibles. Nous retenons pour cette cure la variété de champignons appelée «champignons de couche» ou «champignons de Paris», car représentatifs de toutes les vertus des champignons sauvages et faciles à trouver pour le panier de la ménagère. Attention toutefois à leur production industrielle qui se fait à grand renfort de produits de synthèse qui se trouveront inévitablement dans votre assiette : préférer acheter des champignons de Paris dans les magasins diététiques qui offrent une provenance biologique certifiée.

Le champignon est un des aliments les plus concentrés en protéines végétales, avec le soja, les céréales, les fruits oléagineux (noix, noisettes, amandes). Pour les personnes qui souhaitent transformer

RECETTES GOURMANDES

Salade des bois

Cette salade se réalise juste au moment du repas : 200 à 300 g de champignons de Paris brossés au préalable et coupés en fines tranches. Poser des feuilles de laitue sur le fond de l'assiette, répartir des lamelles fines de chou blanc et chou rouge, répartir les tranches de champignons et arroser avec la «sauce à l'huile d'olive».

Champignons parfumés

Brosser rapidement sous l'eau fraîche 200 à 300 g de champignons de Paris. Les cuire à la vapeur douce pendant 10 à 15 minutes suivant leur grosseur et bien les égoutter. Les déguster, arrosés avec la sauce à l'huile d'olive.

Sauce à l'huile d'olive

Pour une personne : 2 cuillères à soupe d'huile d'olive, 1 cuillère à soupe de persil ciselé, 1 pointe de couteau de poudre de noix muscade et une demi-cuillerée à café de sauce shoyu (sauce soja et blé fermetés). Bien mélanger le tout.

L'association de l'huile d'olive avec les champignons renforce leurs valeurs énergétiques et reminéralisantes respectives. L'huile d'olive est un puissant draineur hépatique et biliaire, aux vertus laxative, émolliente, adoucissante et résolutive. Elle est recommandée aux diabétiques. Exiger absolument une qualité parfaite : huile d'olive vierge, de première pression à froid et biologiquement pure.

leur alimentation au profit d'une nutrition végétarienne, il convient de passer une étape transitoire dite de «rééducation digestive» afin de permettre à leur organisme d'assimiler la protéine végétale qui ne se trouve pas prédigérée, à l'inverse des protéines animales.

Nous retenons la cure de champignons pour ses propriétés essentielles de stimulation organique et cérébrale. Ils font merveille dans le cas de déminéralisation, d'anémie et de fatigue. Ils remplacent avantageusement la viande pour les insuffisants rénaux.

Le champignon de couche est composé (selon L. Randoin) : d'eau, de protéines, de lipides, de glucides, de cellulose, de minéraux (phosphore, chlore, sodium, potassium, magnésium, calcium, fer, zinc, cuivre, manganèse, iode) et de vitamines C et B1.

Déroulement de la cure (1 mois, de préférence novembre)
Remplacer les protéines animales (viandes, poissons, jambon, œufs) par une assiette de champignons de Paris crus et cuits à la vapeur douce façon «champignons parfumés» au repas du soir, trois fois par semaine. Important : les champignons seront simplement brossés sous l'eau fraîche avec une brosse végétale.

Composition du repas du soir
1 assiette de crudités préparée avec des légumes verts d'automne : chou vert, chou rouge, céleri en branches, céleri-rave, courge, salades vertes de saison et champignons de Paris crus ou cuits : 200 à 300 g, suivant l'appétit de chacun.

Cure de fruits frais/fruits secs

Afin de pallier aux phénomènes d'hypotension provoqués par les brusques variations de température, il est conseillé d'introduire dans son alimentation des aliments contenant des sucres à assimilation lente, tels les céréales, les légumineuses, les fruits secs. Une cure de fruits frais/fruits secs réalisée dans le courant du mois de janvier permet de réguler ce phénomène en mettant à profit les principes revitalisants des fruits. Nous retiendrons plus particulièrement les fruits séchés suivants.

La **figue**, pour ses vertus tonifiantes, très nutritive et digestible, est également laxative, diurétique, pectorale : elle est souveraine dans les états fébriles aigus, les inflammations pulmonaires et urinaires et dans tous les cas d'asthénies physique et nerveuse. C'est un fruit sec recommandé aux sportifs pour sa concentration en glucides. Le fruit sec contient 4 fois plus de glucides que le fruit frais, 4 fois plus de phosphore, 4 fois plus de potassium, 3 fois plus de magnésium, 5 fois plus de calcium, 2 fois plus de fer, 3 fois plus de sodium, 3 fois plus de zinc, 6 fois plus de cuivre, et du manganèse, ainsi que des vitamines A, B1, B2 et B3 (PP).

Le **raisin sec**, outre les propriétés du raisin frais, examinées longuement dans la conduite de la cure de raisins, renferme 4 fois plus de glucides que le fruit frais et des protéines. Par contre, il est dépourvu de potassium, ce qui le recommande particulièrement aux insuffisants rénaux. Sa réserve de phosphore est 14 fois supérieure à celle du fruit frais, ce qui le rend souverain pour les asthénies intellectuelles. Il contient 4 fois plus de calcium que le fruit frais, de magnésium, du sodium, et des vitamines B1, B2, B3 (PP) et B5.

La **datte** est surnommée à juste titre «le pain du désert» pour ses vertus très nutritives et énergétiques. Véritable concentré de glucides, elle est reminéralisante et intervient favorablement dans les cas d'anémie. Elle tonifie les muscles et les nerfs, et prévient le vieillissement. Elle est précieuse dans les cas de tuberculose et les sportifs puisent de l'énergie dans ses substances sucrées. Elle participe à la croissance et aurait des propriétés anticancer. Elle contient des protéines, des lipides, des glucides, de la coumarine, des vitamines A, B1, B2, B3 (PP), B5, B6, C et D, et d'importantes réserves minérales : phosphore (50 mg pour 100 g).

Le **pruneau** est très nutritif et est un stimulant du système nerveux (il participe à la régénération des nerfs, dans les cas de surmenage).

Son action laxative est plus sensible consommé à jeun. Il est recommandé aux rhumatisants, dans les cas d'artériosclérose et dans les régimes hypoazotés. Les sportifs apprécient sa concentration en sucres et hydrates de carbone. Il renferme aussi des protéines, très peu de lipides, de la cellulose, du soufre, du phosphore, du chlore, du sodium, du potassium, du magnésium, du calcium, du fer, du cuivre, du manganèse, de l'iode et des vitamines A, B1, B2, B3 (PP) et C.

La **banane** sèche contient 3 fois plus de glucides que la banane fraîche, 3 fois plus de soufre, 4 fois plus de phosphore, 3 fois plus de chlore (300 mg pour 100 g de fruit séché), 3 fois plus de sodium, 3 fois plus de potassium (1140 mg pour 100 g), 3 fois plus de magnésium et 2 fois plus de calcium, des vitamines B5 et C. Ses propriétés sont très nutritives et elle est favorable à la croissance, pour venir à bout de la fatigue, elle a des vertus bienfaisantes pour les arthritiques. Elle n'est cependant pas conseillée aux diabétiques.

Déroulement de la cure (3 jours)

Retenir pour cette cure des fruits mi-acides ou doux dont l'association est acceptable. Ne pas mélanger de fruits acides avec les fruits doux. Se reporter aux tableaux des associations correctes en fin de livre (p. 186-187). Consommer *uniquement* des fruits crus et de saison, et des fruits secs, répartis de la façon suivante :

À jeun

1 jus de fruit frais, de saison : pomme, poire.

Petit-déjeuner

Pomme ou poire ou banane fraîche : 1 ou 2, suivant la grosseur ; 4 ou 5 pruneaux, ou figues, ou dattes, ou 2 cuillères à soupe de raisins secs.

RECETTE GOURMANDE

Compote de fruits secs

Faire réhydrater à la vapeur douce pendant 5 minutes des pruneaux, des figues, des raisins, des bananes. Les disposer dans un saladier, ajouter quelques dattes et arroser le tout de jus de raisin. Laisser gonfler, saupoudrer de noix de coco râpée et déguster.

Matinée

1 jus de fruit frais, de saison : de préférence le même que celui pris à jeun.

Déjeuner

Consommer le même fruit frais que celui choisi pour le petit-déjeuner ainsi que des fruits secs, en quantité plus importante toutefois.

Goûter

1 jus de fruit frais, de saison : identique à celui absorbé à jeun et dans la matinée.

Dîner

Le même fruit frais que dans les autres étapes de la journée, agrémenté de fruits secs.

À noter : Il est important de mettre à réhydrater dans un peu d'eau minérale les fruits secs avant de les déguster, 15 minutes minimum.

Choisir des fruits secs de provenance biologique certifiée. D'une manière générale, les fruits frais occuperont les ⅔ de la ration journalière, aussi bien frais que pris en jus, et les fruits secs ⅓ de la ration journalière.

Poursuivre les deuxième et troisième jours de la cure de façon identique. Dans l'intervalle, boire 1 à 1,5 l d'eau minérale.

Cure de fruits frais/fruits oléagineux

Les fruits oléagineux contribuent à nos réserves lipidiques, précieuses par temps froids, car ce sont elles qui nous permettent de lutter contre le froid dans de meilleures conditions. Elles nous permettent aussi d'absorber des protéines de haute digestibilité, sous la forme végétale. Mettons à profit la concentration particulièrement riche des fruits oléagineux en principes vitaux, pour effectuer une cure à la fois gourmande et tonique.

Nous retiendrons plus particulièrement les fruits oléagineux suivants :

La **noisette** arrive en tête des oléagineux pour sa concentration en lipides et en protéines de haute digestibilité. Elle constitue un bon complément protéinique pour les repas végétariens et convient parfaitement aux diabétiques. Elle est très nutritive et son action énergétique est recommandée aux adolescents, aux femmes enceintes, aux personnes du troisième âge et aux sportifs. Elle s'associe uniquement avec les fruits acides ou mi-acides (voir tableau des concordances, p. 188).

L'**amande** est plus digeste sèche et légèrement grillée que fraîche. Elle est très nutritive et se substitue avantageusement à la viande dans l'alimentation végétarienne. Il convient de la consommer avec modération. Hautement énergétique, elle équilibre le système nerveux. Antiseptique intestinal, elle agit dans les cas de constipation et de putréfaction intestinale. Les diabétiques peuvent la consommer sans danger. Elle est reminéralisante, vient au secours des asthéniques tant physiques qu'intellectuels, des convalescents, et participe à la croissance. Elle fait l'unanimité des sportifs. Les inflammations des voies respiratoires et génito-urinaires ne lui résistent pas. Elle est 4 fois plus riche en protéines sèche que fraîche, contient 25 fois plus de lipides (55 à 75 % d'acide oléique), des minéraux – calcium, phosphore, potassium, soufre, magnésium – et des vitamines A (c'est la plus riche en vitamine A de tous les fruits oléagineux) et B, ainsi qu'un ferment : l'émulsine.

La **noix sèche** est aussi à retenir pour cette cure et ses propriétés nutritives ont été largement étudiées dans la cure de noix, à la saison de l'automne. Le lecteur se reportera aux pages 125-126 pour son information.

Déroulement de la cure (3 jours)

Retenir des fruits acides et mi-acides pour cette cure, dont l'association entre eux est correcte. Ne pas associer des fruits doux à cette cure, car leur digestion, en même temps que des fruits acides, n'est pas compatible. Se reporter en fin de livre pour les tableaux des associations correctes. Consommer uniquement des fruits crus et de saison, et des fruits oléagineux, répartis de la façon suivante :

À jeun

1 jus de fruit frais, de saison : orange, pamplemousse, citron, mandarine, ananas, sans adjonction de sucre.

Petit-déjeuner

Pamplemousse, orange, ananas, pomme, poire ; un seul fruit, en quantité, et une douzaine de noix, de noisettes ou d'amandes.

Matinée

Quelques fruits oléagineux, au choix, bien mâchés.

Déjeuner

Consommer de préférence le même fruit frais que celui ingéré au petit-déjeuner, en quantité, et ajouter une douzaine de noix, de noisettes ou d'amandes : intervertir le choix du fruit oléagineux par rapport à celui consommé au petit-déjeuner.

Goûter

un grand verre de jus de fruit frais, de saison, mais plutôt mi-acide : pomme ou poire. Il n'est pas recommandé d'absorber des jus d'agrume à cette heure.

Dîner

Pommes ou poires fraîches (ne pas consommer de fruit acide à cet horaire), agrémentées de fruits oléagineux : intervertir le fruit oléagineux choisi par rapport aux autres étapes de la journée ; l'idéal est de les avoir consommés tous les trois, à tour de rôle.

Les fruits oléagineux seront choisis de préférence biologiques, et avec leurs coques, afin de préserver jusqu'à la dernière minute leurs vertus. Les fruits frais occuperont les ⅔ de la ration alimentaire de la journée, et les fruits oléagineux le ⅓ de la ration journalière. Poursuivre de façon identique les deuxième et troisième jours de la cure. Dans l'intervalle, boire 1 à 1,5 l d'eau minérale.

Monodiète de pommes

Nous avons étudié les qualités de la pomme dans le chapitre des cures de printemps et nous conseillons le lecteur de s'y reporter pour découvrir toutes ses vertus (p. 77 et suiv.).

Au cours de l'hiver, lorsque la fatigue, conséquence d'un surmenage sous-jacent, revient un peu trop souvent, lorsque l'amorce d'une chute de moral due à la grisaille ou à une lassitude psychique s'installe, c'est le moment de se ménager un week-end de revitalisation pour éviter de voir s'installer un début de déprime et une perte de vitalité qui seraient néfastes notamment en cette période de l'année qui requiert toutes nos défenses physiques pour lutter contre le froid.

La pomme est le fruit tout indiqué pour nous accompagner tout au long de ce week-end récupérateur, de calme et de détente, entièrement réservé à retrouver notre bien-être.

Déroulement de la monodiète

Durée : du vendredi soir au dimanche soir ou tout autre possibilité dans la semaine, à la condition de bénéficier de 2 jours de repos consécutifs.

Pour cela, commencer le vendredi soir, et remplacer le dîner par un grand verre de jus de pomme biologique, sans adjonction de sucre, à déguster le plus lentement possible. La suite du repas sera composée d'un grand bol de compote de pommes, réalisée suivant notre recette gourmande (voir ci-dessous).

Une grande tasse de tisane de fleur d'oranger, tilleul et lavande, sans adjonction de sucre, nous aidera à passer la meilleure des nuits de repos.

RECETTE GOURMANDE

Compote délice

Si vous avez la chance de trouver des pommes dites «Calville Blanche», qui sont fines, fondantes, juteuses comme il convient, qui laissent dans la bouche un parfum subtil, la compote sera délicieuse. Sinon, choisir les pommes qui vous seront présentées, de provenance biologique, bien entendu. Les essuyer simplement avec un torchon bien propre, et les couper «à la main» afin de ne pas leur faire subir l'oxydation ravageuse provoquée par la lame d'un couteau tranchant. Cuire délicatement les quartiers de pommes à la vapeur douce, pendant 5 minutes. Les disposer ensuite dans un saladier et répartir deux ou trois étoiles de badiane (anis étoilé) : son parfum se répandra sur les fruits et se mêlera au jus, pour le plus grand des plaisirs.

Les 2 jours suivants :

À jeun
1 grand verre de jus de pomme biologique, sans adjonction de sucre.

Petit-déjeuner
1 grand bol de compote de pommes.

Matinée
1 grand verre de jus de pomme.

Déjeuner
2 pommes crues, bien mâchées.

Goûter
1 pomme crue, bien mâchée.

Dîner
1 pomme crue – 1 bol de compote de pommes.

1 grande tasse de tisane de fleur d'oranger, tilleul et lavande clôturera la journée.

L'idéal est de terminer le dimanche soir par un bon bain chaud, additionné d'huiles essentielles de pin, pour augmenter notre détente et notre récupération. Le lundi matin, un formidable regain d'énergie accompagnera ce début de semaine. Dans l'intervalle, boire une tisane de chiendent, sans adjonction de sucre : 1 l environ.

Ce week-end est à renouveler chaque fois que l'organisme réclame un peu de calme, de détente pour se revitaliser.

Monodiète de carottes

La carotte mérite d'être appelée «légume des quatre saisons» car la nature l'a parée de qualités si remarquables qu'elle pousse, pour notre plus grande joie, tout au long de l'année afin de nous permettre de bénéficier de ses multiples vertus.

Ses propriétés thérapeutiques ont été étudiées en détail dans le chapitre du printemps et nous invitons le lecteur à s'y reporter (p. 70 et suiv.). Nous la retenons ici pour ses pouvoirs toniques et reminéralisants, particulièrement recherchés pendant cette période hivernale.

L'exceptionnelle richesse de sa vitamine A et de son carotène est souveraine en cette période de l'année, pour notre peau, soumise à de brusques variations de température qui accélèrent les déperditions hydriques et provoquent un affaiblissement de la régénération tissulaire. La carotte vient à notre secours pour nous apporter son aide et tonifier notre épiderme malmené. Profitons donc de ses vertus pour réaliser, à domicile, la plus spectaculaire des cures de beauté : à la sortie de l'hiver, notre peau nous remerciera d'avoir pris soin d'elle. Cette cure est à retenir plus particulièrement par période de teint brouillé, soit par des excès alimentaires, soit par une fatigue provoquée par un manque d'oxygénation à force de rester confiné de la maison au bureau, en passant par les transports en commun. L'élimination se fait alors au ralenti et le manque de tonicité de notre moral et de notre physique se fait redoutablement sentir. Le moyen le plus sûr et le plus simple consiste en la pratique d'une cure de carottes : le résultat est garanti !

Déroulement de la cure

Durée : 1 week-end, ou 2 jours consécutifs de repos dans la semaine, et chaque fois que le besoin s'en fait ressentir.

Remplacer le repas du vendredi soir ou de la veille des 2 jours réservés par un grand verre de jus de carotte fraîchement extrait (ou par du jus de carotte biologique acheté en magasin diététique), à déguster à petites gorgées. Râper quelques carottes arrosées d'une cuillerée à soupe d'huile d'olive, de première pression à froid et biologique.

Le lendemain matin et durant les 2 jours :

À jeun

1 grand verre de jus de carotte fraîchement extrait.

Petit-déjeuner

1 grand verre de jus de carotte.

Matinée

1 grand verre de jus de carotte.

Déjeuner

1 grand verre de jus de carotte et quelques carottes râpées. Au moment de les manger, les arroser d'une cuillerée à soupe d'huile d'olive (ou d'huile de tournesol, pour les personnes qui trouvent le goût de l'huile d'olive trop prononcé).

Après-midi

1 grand verre de jus de carotte.

Dîner

1 grand verre de jus de carotte et quelques carottes râpées. Au moment de les manger, les arroser d'une cuillerée à soupe d'huile d'olive (ou d'huile de tournesol).

Au coucher

Boire, à petites gorgées, un grand bol d'aubier de tilleul sauvage, excellent dépuratif, qui aidera, allongé pendant la phase nocturne de repos, à éliminer les toxines drainées au cours de la journée.

Dans l'intervalle, boire la même tisane d'aubier de tilleul sauvage, à raison de 1 l, réparti dans la journée.

Il existe une variante à cette monodiète de carottes, à faire sur 21 jours minimum (4 semaines seront plus profitables) ; elle consiste à boire, tous les matins, à jeun de préférence, un grand verre de jus de carotte et un autre verre au début du repas de midi. Pour les adeptes des sports d'hiver et de neige, il est particulièrement recommandé d'effectuer cette cure longue durée en prévoyant de la commencer 15 jours avant le départ en vacances, et de la proroger pendant la durée des vacances : la peau ne souffrira ni des variations de température ni des phases d'ensoleillement puissant et direct.

Cure de choux

Avec l'arrivée de l'hiver, la question de la recherche de vitamine C se pose avec encore plus d'acuité que pour les autres saisons. Les cures de vitamine C sont utiles, à la condition *sine qua non* d'être issues d'aliments naturels dans leur contexte biologique. Hormis les agrumes, dont la réputation de pourvoyeurs de vitamine C n'est plus à faire, le chou est un aliment qui offre l'une des concentrations les plus importantes en vitamine C. Le chou vert est l'un des aliments les plus extraordinaires que dame Nature ait mis à notre disposition, tant sur le plan curatif que sur le plan préventif. Les nombreuses variétés cultivées dans toutes les régions de France permettent son utilisation tout au long des mois d'hiver. Certaines personnes lui reprochent son côté «indigeste»: il le devient par l'utilisation de choux issus de cultures industrialisées, avec l'usage de pesticides et d'engrais et leur forte concentration en nitrates. L'équilibre de leurs composants (vitamines, minéraux et oligo-éléments) est rompu. Préférer sans conteste les choux issus de culture biologique pour bénéficier entièrement de leurs propriétés. Autre précaution à prendre : les choux ne se lavent pas à grande eau, et acceptent encore moins de séjourner dans l'eau de lavage. C'est crus qu'ils vous révéleront toutes leurs vertus. La cuisson leur fait perdre une grande partie de leurs composants et ils deviennent toxiques car dépotentialisés par la cuisson qui les rend nocifs et indigestes. Ils le démontrent d'ailleurs très bien en nous faisant profiter de leur désagréable odeur !

Il convient toutefois de respecter quelques critères de dégustation :

- Éviter de faire un assaisonnement acide, citron ou vinaigre, avec vos salades de choux.
- Si des problèmes intestinaux sont à régler, commencer à en manger peu à la fois, en commençant même par une cure de jus de chou à raison de 2 ampoules de jus au début du repas de midi et du repas du soir, et augmenter progressivement la consommation de chou cru : la puissante action régénératrice du chou au niveau de la muqueuse intestinale peut provoquer, au début de la cure, une aggravation des symptômes.

Parmi toutes les variétés de cet «aliment-roi» de l'hiver, le **chou vert** est sans conteste celui qui est le plus concentré en vitamine C, avec une teneur de 200 mg pour 100 g. Il renferme également de la vitamine A qui participe à la nutrition cellulaire et retarde les effets du vieillissement. Sa richesse en vitamine B1 lui confère des vertus équilibrantes du système nerveux. L'absorption de l'oxygène par les cellules s'en trouve favorisée et il participe au métabolisme des glucides. La respiration cellulaire, particulièrement malmenée en hiver, se trouve améliorée par sa teneur en vitamine B2. Il renferme aussi des vitamines B3 (PP), B5 et B6. Sa concentration minérale est multiple : ses 70 mg de soufre pour 100 g, à l'action tonifiante et désinfectante, nous aident à lutter contre les infections pulmonaires et respiratoires, et protègent notre peau dans les cas de séborrhées et d'eczémas. Sa teneur en calcium est élevée : 429 mg pour 100 g, ainsi qu'en potassium (402 mg pour 100 g) et en magnésium (34 mg pour 100 g) – selon L. Randoin. Il contient également du chlore, du sodium, du fer, du cuivre, du zinc, du manganèse et de l'iode.

Le chou est grandement antianémique par sa teneur élevée en chlorophylle qui permet la production d'hémoglobine, augmentée par sa richesse en fer (0,50 mg pour 100 g) et en cuivre (0,10 mg pour 100 g) – selon L. Randoin.

Il renferme des protéines et des glucides au pouvoir énergétique et reconstructeur. Il est auto-immunisant, par la présence d'une substance bactéricide, et désinfectant. Il est recommandé aux diabétiques. Les femmes enceintes, les personnes âgées, les asthéniques, les colitiques, les lithiasiques, les arthritiques tireront le meilleur parti en choisissant d'effectuer une cure de choux. Le chou aide à la cicatrisation des plaies ulcéreuses et décongestionne le foie et la vésicule biliaire. Il agit dans les cas d'insomnie et estompe les maux de tête.

D'une manière générale, sa consommation entraîne très rapidement une amélioration visible de l'état général et permet de retrouver la vitalité.

Pour tirer le meilleur parti du chou, l'idéal est de le consommer cru et de boire son jus. Cependant, le goût de ce dernier peut paraître désagréable pour certains : il est possible de lui adjoindre du jus de carotte ou du jus de betterave.

Déroulement de la cure (15 jours)

- Boire, au début du repas de midi et du repas du soir, un bon verre de jus de chou (seul ou mélangé avec du jus de carotte ou de betterave) ;
- Commencer le repas par une «salade croquante» composée de plusieurs variétés de choux (voir la recette ci-dessous).

À noter : il est également possible d'effectuer uniquement une cure de jus de chou : dans ce cas, l'efficacité sera meilleure sur une durée d'un mois.

Quant à la *choucroute*, qui est du chou lacto-fermenté, elle possède des propriétés encore plus intéressantes que le chou cru : toutes les propriétés du chou y sont décuplées, notamment la présence de vitamine C. Elle apporte une régulation des troubles de l'estomac, surtout dans les cas d'hyperacidité, irritations et ulcères. Il est possible également de consommer du jus de choucroute.

RECETTE GOURMANDE

Salade croquante

Cette salade se réalise juste avant de la savourer : râper à l'aide d'une râpe dite «végétarienne» du chou rouge, du chou vert et du chou blanc, en fines lamelles frisottées. Les disposer artistiquement mêlées sur des feuilles de laitue croquante ou de mâche. Préparer une sauce avec un mélange à parts égales d'huile d'olive et d'huile de tournesol (de première pression à froid), une pointe de quatre épices, 1/2 cuillerée à café de graines de cumin, 1/2 cuillère à café de shoyu (sauce soja et blé fermentés), et arroser les choux. Parsemer de persil ciselé et déguster, en mâchant bien le chou avant de l'avaler.

CURES DIVERSES

Ce chapitre est destiné à franchir le cap de passages difficiles qui, pour certaines personnes, se renouvellent fréquemment, créant des états de malnutrition et de non-assimilation provoquant, à la longue, un problème de carence : c'est le cas des personnes dites «colitiques», dont l'état d'inflammation et d'irritation de leur côlon est tel qu'elles ne peuvent plus manger aucun aliment cru, ou contenant des fibres, et qui se privent ainsi des sources naturelles de vitamines et de minéraux précieux pour leur survie. Une rééducation en douceur de leur côlon avec, bien sûr, une reprise alimentaire faite de bonnes résolutions, leur permet d'envisager l'existence sous un jour nouveau, libérées de leur problème.

Cure spéciale pour les colitiques

C'est à la fois une cure de désintoxication et de revitalisation : il est en effet nécessaire de procéder au nettoyage des déchets accumulés dans le côlon et d'aider ensuite à la réactivation de la flore intestinale pour permettre sa régénération : c'est la phase de revitalisation.

La cure totale se déroule sur 5 jours, répartis comme suit :

Les 2 premiers jours de la cure, s'alimenter uniquement avec des jus de fruit, des jus de légume, des bouillons de légume, répartis de la façon suivante :

▌Petit-déjeuner et matinée

Jus de fruit qui ne seront pas mélangés entre eux. Il est préférable en effet de boire le jus d'un seul fruit à la fois, en quantité.

Exemples : Jus de pomme, de poire, de cerise, de fraise, de myrtille, d'abricot, de pêche, de raisin... Choisir des fruits de saison, bien mûrs, et d'une manière générale des fruits qui font envie.

À éviter : les jus d'agrume – orange, pamplemousse, citron, mandarine. Leurs fibres irriteront la muqueuse intestinale ; ne pas ajouter de sucre dans les jus de fruit.

Ajouter 50 % de son volume d'eau minérale au jus de fruit fraîchement pressé ou au jus de fruit biologique, sans sucre ajouté, en bouteille.

Pour les jus de fruit frais : ne pas les stocker d'avance, presser le fruit et le boire *immédiatement*, afin d'éviter les oxydations et les pertes minérales et vitaminiques.

Mâcher le jus afin de bien l'insaliver avant de l'avaler : faire comme si c'était un aliment solide.

Déjeuner et dîner

Jus de légume. Boire 1 grand verre en mélangeant au maximum 2 jus de légume à la fois, le tout additionné pour moitié d'eau minérale.

Exemple : jus de carotte + jus de radis noir ; jus de carotte + jus de betterave ; jus de carotte + jus de chou ; jus de carotte + jus de céleri ; jus de betterave + jus d'artichaut ; jus de betterave + jus de pissenlit; jus de betterave + jus de radis noir.

Mâcher le jus afin de l'insaliver avant de l'avaler : faire comme si c'était un aliment solide.

Goûter

Jus de fruit. Ne pas consommer de jus d'agrume pour les mêmes raisons que le petit-déjeuner et la matinée. Choisir des fruits plus sucrés naturellement : pomme douce, poire douce, raisin doux, abricot bien mûr, pêche bien mûre, en fonction de la saison.

Dans l'intervalle d'absorption des jus de fruit et des jus de légume, boire la tisane «spéciale intestins» (voir recette ci-contre).

Tisane spéciale intestins

Bouillon blanc	10 g	Guimauve	10 g
Grande consoude	20 g	Fraisier	25 g
Bistorte	25 g	Tormentille	25 g
Tilleul	30 g	Pensée sauvage	30 g

1 cuillère à soupe de mélange pour 1 tasse à thé. Amener à ébullition et laisser infuser 10 minutes à feu doux. Prendre 2 à 3 tasses par jour, de préférence en dehors des repas.

Les 3 jours suivants : afin de renouveler la flore intestinale et permettre ainsi une meilleure assimilation, consommer uniquement des fruits, dans l'ordre hiérarchique suivant :

Le 1er jour

Fruits cuits – pommes au four, compotes, poires au four, compotes, ou bananes pochées. Ne pas ajouter de sucre sur les fruits cuits.

En consommer la quantité voulue à chaque horaire de repas, le poids total de la journée ne devra pas dépasser 2 kg de fruits cuits.

Boire dans l'intervalle la tisane «spéciale intestins».

Le 2e jour

Fruits cuits : ⅔ de la ration journalière. Fruits oléagineux : ⅓ de la ration journalière : amandes et noisettes uniquement. Ne pas ajouter de sucre sur les fruits cuits.

La quantité de fruits cuits de la journée sera de 1,5 kg maximum. La quantité de fruits oléagineux de la journée ne dépassera pas 250 g. Respecter autant que possible à chaque prise la proportion ⅔ -⅓.

Dans l'intervalle, boire la tisane «spéciale intestins».

Le 3e jour

Fruits cuits ⅔ de la ration journalière ; fruits crus ⅓ de la ration journalière. Ne pas ajouter de sucre aux fruits cuits et crus. La quantité de fruits de la journée ne dépassera pas 2 kg.

Fruits cuits : pommes, poires, bananes pochées, fraises pochées, pêches pochées.

Fruits crus : bananes bien mûres, pommes douces (sans la peau), poires non granuleuses bien mûres, pêches, abricots, cerises, à condition d'être bien mûrs.

Important

- Bien mâcher et insaliver les jus de fruit, les jus de légume, les fruits cuits, les fruits oléagineux et les fruits crus.
- Choisir des fruits de saison, bien mûrs.
- Éviter de boire de l'eau en même temps que cette cure, mais préférer la tisane «spéciale intestins», *non sucrée*, si vous avez soif dans l'intervalle de consommation des fruits.
- Ne pas dépasser 2 kg de fruits par jour, et 1 l de tisane.
- Si une légère diarrhée se déclenche pendant cette cure, ne pas la stopper. Il s'agit d'une diarrhée d'élimination qui cessera d'elle-même.

À noter : à la reprise alimentaire telle qu'expliquée dans le chapitre suivant (p. 175), il sera tout à fait indiqué d'entamer une cure de jus de chou – mélanger à du jus de carotte pour les personnes qui trouvent la saveur du jus de chou trop prononcée – pendant 30 jours consécutifs : un jus de chou au début du repas de midi et du repas du soir.

Cure spéciale abus alimentaires

Il s'agit d'une cure à effectuer avant et après les abus alimentaires. Il est en effet bien connu que, lors de repas de famille ou de repas dit «d'affaires», les bonnes résolutions concernant l'alimentation sont plus souvent oubliées que tenues. Mais ce n'est pas une excuse suffisante pour oublier qu'un repas qui sort des normes alimentaires va provoquer des dégâts digestifs qui peuvent cependant être minimisés avec certaines précautions.

En principe, la date du repas est connue à l'avance et il est possible de mettre en pratique le mode alimentaire suivant :

Si le repas a lieu le midi : la veille au soir, adopter une alimentation liquide, avec la prise d'un potage de légumes verts et une compote de pommes ou de poires, sans adjonction de sucre. Au coucher, boire une tisane préparatoire à base de racines de gentiane et de reine-des-prés, sans adjonction d'aucune matière sucrée.

Le lendemain, prendre, à jeun, le jus d'un citron pressé au moment de le boire, avec ½ verre d'eau minérale, sans adjonction de sucre.

Le petit-déjeuner sera composé uniquement de fruits frais, aqueux de préférence : éviter les bananes, les fruits secs et les fruits oléagineux. Dans la matinée, si un petit creux se fait sentir, boire un grand verre de jus de pomme ou de poire.

Si le repas a lieu le soir : le matin, à jeun, boire un jus de citron fraîchement pressé, avec un demi-verre d'eau minérale, sans adjonction de sucre.

Le petit-déjeuner sera composé uniquement de fruits frais, aqueux de préférence : éviter les bananes, les fruits secs et les fruits oléagineux. Dans la matinée, boire un grand verre de jus de pomme ou de poire.

Pour le repas de midi, choisir une ou deux crudités dans la liste des légumes verts ou salades vertes, en fin de livre, assaisonnée avec une cuillerée à soupe d'huile d'olive ou de tournesol, de première pression à froid. Terminer le repas avec un légume cuit à la vapeur douce, assaisonné simplement avec du gomasio (condiment composé de graines de sésame grillées et de sel marin non raffiné : un vrai délice, au goût de noisette).

Dans l'après-midi, si un petit creux se fait sentir, boire soit un grand verre d'eau minérale, soit un jus de pomme ou de poire.

Au cours du repas proprement dit, il est important de penser à bien mâcher, afin de bien insaliver les aliments. De plus, la mastication correcte des aliments permet de consommer une ration plus réduite. Éviter de faire des mélanges d'alcools, qui sont les plus dévastateurs, dans la composition d'un repas copieux. Et profiter avec joie de ce moment de convivialité. Il est évident que l'organisme tolère mal les abus que nous lui faisons subir et qu'il se défend, à sa façon, de ce phénomène d'agression que nous lui imposons. Aussi, pour respecter son bon fonctionnement, choisissons aussi de poursuivre notre cure d'aération alimentaire le jour suivant nos excès. Si le repas copieux a eu lieu à midi et s'il est possible de boire une infusion, choisir de boire, à petites gorgées, une infusion de thym, sans adjonction de sucre. Sinon, penser à boire, tout au long de l'après-midi, quelques verres d'eau minérale, pour favoriser l'élimination. Le repas du soir sera entièrement hydrique : jus de légume, carotte – pissenlit, ou carotte – chou, un grand verre, à déguster lentement.

Si le repas copieux a eu lieu le soir, boire une tisane de thym, lavande, oranger, sans adjonction de sucre, au moment du coucher.

Dans un cas comme dans l'autre, adopter la journée du lendemain avec la répartition alimentaire suivante :

À jeun

1 jus de citron pressé au moment de le boire, avec ½ verre d'eau minérale.

Petit-déjeuner

1 pomme, ou 1 grappe de raisin, ou 1 pamplemousse, ou 1 poire.

Dans la matinée

1 jus de fruit type pomme ou poire.

À midi

1 verre de jus de légume : carotte, betterave, chou, pissenlit, radis noir – une grande assiette de soupe de légumes verts – petits amylacés (poireau, carotte, navet, céleri, oignon, ail) ou une purée de légumes verts – petits amylacés, sans adjonction de matières grasses.

Dans l'après-midi

1 grand verre de jus de fruit type pomme ou poire.

Au repas du soir

1 bouillon de légumes : 1 ou 2 bols.

Au coucher

1 tisane lavande, oranger, tilleul, sans adjonction de sucre.

Le lendemain, reprendre une alimentation normale, en évitant toutefois de consommer des produits animaux afin de permettre à l'organisme d'épurer complètement les toxines en surcharge.

Cure vitale enfants

Il peut paraître étonnant de prescrire une cure pour un enfant, mais à tous les âges de la vie nous avons besoin d'effectuer notre petit ménage intérieur. Cette cure s'adresse principalement dans les cas de maladies infantiles, ou de brusques poussées de température, sans raison apparente justifiée. Elle aidera l'enfant à reconstituer ses forces rapidement, par des moyens naturels et sains. Il est vivement conseillé de prendre l'avis d'un médecin pour établir un diagnostic.

Afin de permettre à l'organisme de chasser les toxines et de relancer les fonctions d'élimination des organes de la digestion, la cure vitale suivante sera effectuée en répartissant, pendant 2 jours, les aliments comme suit :

Au petit-déjeuner

1 verre de jus de fruit fraîchement pressé, sans adjonction de sucre ni de miel, additionné d'un peu d'eau minérale : jus d'orange, de pamplemousse, de pomme, de poire, de raisin (en fonction des saisons et de l'envie de l'enfant).

Attendre 15 minutes, puis donner à l'enfant : un fruit cru, râpé (pomme, poire...), ou écrasé (banane, pêche, cerise, fraise), bien mûr, en tenant compte de la saison. Ne pas ajouter de sucre ni de miel.

Boisson : si l'enfant a soif, lui donner une tasse de tisane de tilleul parfumée à l'eau de fleur d'oranger, sans adjonction de sucre.

Matinée

1 verre de jus de légume frais, additionné d'un peu d'eau minérale : carotte, betterave.

À midi

1 verre de jus de légume frais, additionné d'un peu d'eau minérale : carotte, betterave.

Une purée de légumes verts ou de petits amylacés (voir liste des correspondances, p. 186-187), et ne pas mélanger plus de 2 légumes à la fois.

Au goûter

1 jus de fruit fraîchement pressé, sauf agrumes, sans sucre ajouté, additionné d'un peu d'eau minérale.

1 fruit cuit, au four ou en compote, sans adjonction de sucre ou de miel.

Au repas du soir

Une soupe de légumes verts + petits amylacés ; une compote de pommes sans adjonction de sucre.

Si l'enfant a soif, lui donner une tisane de tilleul parfumée à l'eau de fleur d'oranger, sans sucre ajouté.

Important

- Bien respecter les associations de légumes verts, de petits amylacés, et aussi de fruits doux, acides et mi-acides (voir la liste des associations, p. 188).
- Les associations correctes vont permettre à l'enfant d'éliminer ses déchets et aux organes de la digestion de récupérer une bonne stimulation. D'autre part, cela évite putréfactions, ballonnements, maux de ventre, coliques, et permet à l'élimination des déchets de s'effectuer dans des conditions harmonieuses.

Cure de préparation et mise en forme pour une compétition

À effectuer avant et après une compétition. Cette cure se décompose en deux phases : une phase détoxicante afin de permettre à l'organisme d'éliminer les surcharges en acides organiques provoquées par un entraînement intensif, et libérer ainsi les fibres musculaires pour leur assurer une parfaite régénération. La seconde phase, appelée de revitalisation, apporte une réserve vitaminique et minérale dans le but d'équilibrer les fonctions neuromusculaires, de les stimuler, et de nourrir le muscle par le biais de superprotéines concentrées, dépourvues de matières grasses saturées.

Cure désintoxicante (3 jours)

Manger uniquement des fruits et des légumes : en jus, crus, cuits à la vapeur douce, en quantité, répartis comme suit : *petit-déjeuner* : fruits ; *matinée* : fruits ; *déjeuner* : légumes ; *goûter* : fruits ; *dîner* : légumes.

Boisson unique : eau d'hydroxydase, 3 flacons par jour répartis comme suit : 1 flacon à jeun, 1 flacon avant le déjeuner, 1 flacon vers 18 heures.

Ne pas dépasser 1 kg de fruits et 1 kg de légumes par jour, y compris sous forme de jus.

Sur le plan physique, entraînement progressif en fonction de la compétition retenue.

Cure de revitalisation (10 jours)

Ajouter chaque jour au menu normal :

- 1 gélule de gelée royale le matin à jeun pour la stimulation générale de l'organisme.
- La valeur de 400 UI de vitamine E, au petit-déjeuner, pour l'équilibre des fonctions neuromusculaires.
- 1 cuillère à café de poudre de fenugrec pour la stimulation générale.
- 1 cuillère à soupe de lait écrémé sec : l'ajouter dans un yaourt ou dans du fromage blanc au cours de la journée pour un apport de superprotéines concentrées.
- 20 g de levure de bière alimentaire, pour un apport de superprotéines végétales, et des vitamines du groupe B qui activent les fonctions neuromusculaires.
- 25 g d'algues cuites type isikis ou aramé pour la vitamine B12, pour son action, entre autres, sur le métabolisme des graisses, des acides aminés et de la substance nerveuse.

- 1 capsule le matin d'huile de foie de poisson Vit'all + : vitamines A et D.

Le matin à jeun

Boire 1 jus de citron + le jus de 2 oranges, sans adjonction de sucre, additionnés d'eau minérale, pour leur concentration en vitamine C.

Au cours des repas

Bien mâcher les aliments et manger dans une ambiance calme.

En dehors des repas

- Boire 1,5 l d'eau minérale.
- Boire immédiatement après un effort physique. Ne pas boire avant un effort physique.
- Penser à faire une relaxation après un effort physique important.

Après une compétition

Il est important d'adopter une alimentation d'élimination pendant 48 heures, afin de permettre à l'organisme de chasser les toxines emmagasinées par l'effort intense, même s'il a été de courte durée, et à plus forte raison s'il a été de longue durée.

Adopter la cure détoxicante d'avant la compétition, en mangeant uniquement des fruits et des légumes.

Sur le plan physique, une large part sera accordée à la récupération physique, en instaurant des périodes de relaxation : une heure par jour minimum.

Cure de miel

> On vit très vieux quand on trouve la juste mesure entre fortifier l'intérieur par le sucre et affaiblir l'extérieur par l'huile. Manger du miel, c'est renforcer les forces du Moi.
>
> Rudolph Steiner

Le **miel** a été, pendant des millénaires, la source «sucrée» la plus répandue parmi les hommes. Les civilisations de la Préhistoire le connaissaient déjà et on le retrouve dans les mythologies grecque et égyptienne. Cette dernière précise que les larmes du dieu Râ, dieu solaire, se seraient transformées en abeilles en tombant sur la terre, donnant naissance au miel. Le miel est également mentionné dans l'Ancien Testament et les écrits de Plutarque qualifient les abeilles «de sages, à cause de leur miel jaune et sucré». Dans *L'Iliade*, Homère rapporte (Chant XI) le contenu des offrandes composé de «miel doré, avec de l'orge». Platon, enfant, aurait été sauvé par un essaim d'abeilles qui le nourrirent avec du miel. Il existe donc, depuis l'Antiquité, une relation originelle entre l'homme et le miel.

Substance unique, élaborée à la fois par le végétal et par l'animal, le miel est une composition subtile de sucres naturels : 75 à 79 % de ses composants, dont 70 % environ de sucres simples : fructose, glucose, dextrose, lévulose, et environ 5 % de sucres composés, en particulier de saccharose. Les substances restantes, de 1 à 5 % en fonction des miels, sont des traces de protéines, des sels minéraux – soufre, phosphore, chlore, sodium, potassium, magnésium, calcium, fer, cuivre, manganèse –, des vitamines – A, B1, B2, B3 (PP), B5, B6 –, des acides organiques, des enzymes digestifs – amylase, invertase –, une substance antibiotique, l'inhibine, des substances aromatiques essentielles, des grains de pollen et des pigments. La couleur du miel dépend du nectar dont il est issu, depuis le blanc du miel de trèfle jusqu'au noir du miel de sapin, en passant par toutes les couleurs blondes qui sont les plus répandues. Le vieillissement du miel accentue sa coloration. L'odeur varie également en fonction des essences aromatiques, issues des nectars des fleurs butinées, et correspondant à l'odeur de l'espèce botanique, qui influence également son goût.

Le miel peut se trouver sous les formes liquide ou solide, ou intermédiaire. La richesse en glucose ou lévulose détermine sa consistance, ainsi que sa température et sa teneur en eau. Le miel procure de l'énergie par la présence de ses glucides assimilables directement : il fait le bonheur des sportifs qui apprécient sa parfaite digestion et son assimilation directe, sans la participation de l'organisme. Son taux élevé de fructose le rend accessible aux diabétiques. Il favorise la régénération sanguine et la présence de sa substance antibiotique lui confère des propriétés désinfectantes. Il prend toute son importance dans l'alimentation des hépatiques et des personnes sujettes aux ulcères gastriques. Il favorise la fixation des sels minéraux, et se trouve tout indiqué en période de croissance car il participe à la fixation du calcium et du magnésium. Le miel est un laxatif doux, qui combat les putréfactions intestinales par son action de régénération de la flore. C'est une source certaine de longévité par ses effets de ralentissement du processus physiologique du vieillissement. Ses vertus adoucissantes des gorges enflammées sont bien connues de tous. Toutes ces propriétés caractérisent le miel en général, auxquelles viennent se cumuler les propriétés spécifiques de chaque plante particulière.

Les vertus des différentes sortes de miel

Parmi les miels les plus courants, nous retiendrons pour cette étude :

Le miel d'acacia est un doux régulateur intestinal, plus particulièrement pour les nourrissons. Il se consomme en toutes saisons.

Le miel de bruyère est excellent comme antiseptique des voies urinaires, diurétique, il convient aux rhumatisants et agit dans les cas d'infection intestinale. C'est un miel d'automne.

Le miel de châtaignier accélère la circulation sanguine, tonifie les sujets fatigués, stressés, anémiés et permet aux personnes maigres de gagner des kilos. C'est un miel à consommer en automne.

Le miel de chêne est astringent, tonifiant et reminéralisant : il transmet toutes ses vertus à l'automne.

Le miel d'eucalyptus est un antiseptique pulmonaire, urinaire, intestinal et un vermifuge : c'est un bon miel d'hiver.

Le miel de lavande est bactéricide et antiseptique, à employer dans tous les cas de maladies infectieuses, en particulier pulmonaire. Il favorise l'endormissement : une tisane de lavande au coucher (à prendre 2 heures après le dîner) additionnée de miel de lavande est souveraine pour passer une nuit de sommeil profond. Il est aussi vermifuge et diurétique. C'est un miel toutes saisons et plus particulièrement d'automne.

Le miel d'oranger est antispasmodique et convient bien aux nerveux, anxieux, dans les cas de migraines, d'insomnie, de palpitations : c'est un bon miel de printemps.

Le miel de pissenlit est parfait dans les cas d'insuffisance hépatique, à prendre en cure au printemps.

Le miel de rhododendron est antirhumatismal et possède des vertus souveraines pour tonifier et assouplir l'épiderme. C'est un miel de toutes saisons et plus particulièrement d'été.

Le miel de romarin est le miel des hépatiques par excellence, à employer dans tous les cas d'insuffisance hépatique, de lithiase biliaire, de cirrhose. Puissant stimulant de l'état général, il revigore les personnes fatiguées, asthéniques, surmenées. Miel parfait pour l'estomac et l'intestin, il combat les flatulences, les fermentations, les colites. C'est un excellent miel de printemps.

Le miel de sapin est spécifique des voies respiratoires : antiseptique pulmonaire, il agit en cas de grippe, rhume, bronchite, rhinite, sans oublier l'asthme. Plus généralement parlant, il agit contre toutes les formes d'infections. C'est un bon miel d'hiver.

Le miel de sarrasin est recommandé pour la croissance des enfants. Puissant reminéralisant, il est conseillé après un accouchement, en cours d'allaitement et dans les cas de fracture. Miel d'hiver, en particulier.

Le miel de sauge est à retenir dans tous les cas de mauvaise circulation sanguine : cure à effectuer de préférence au printemps.

Le miel de thym ou de *serpolet* est un puissant anti-infectieux et redonne des forces. Par son action tonique, il active la digestion et ses propriétés s'adressent dans tous les cas d'ulcère et de gastrite. Il calme la toux et son action est préventive en octobre-novembre.

Le miel de tilleul est antispasmodique, sédatif par son action calmante sur l'ensemble du système nerveux. Il traite l'insomnie et son emploi est plus particulièrement recommandé en avril pour son action préventive sur la stase veineuse.

Le miel de tournesol améliore la circulation, équilibre le sang dans le cas de surcharge en cholestérol. C'est un miel de toutes les saisons, à employer plus particulièrement au mois d'avril.

Le miel de trèfle a des propriétés dynamogéniques prononcées : c'est le miel des sportifs, de toute personne devant effectuer des efforts prolongés et qui manquent de résistance physique. Miel de toutes les saisons.

La cure de miel est à retenir, à titre préventif, par rapport :

- aux propriétés spécifiques de chaque plante qui viennent s'ajouter aux propriétés générales du miel,
- à l'énergétique de la saison de la plante, afin de recevoir l'optimisation des propriétés de la plante.

Déroulement de la cure (1 mois)

Déguster chaque matin, à jeun, une cuillerée à soupe de miel. Il est possible de mélanger deux miels différents, soit pour renforcer leurs propriétés communes, soit dans le cas d'actions complémentaires.

L'action dépurative du foie du miel de romarin sera renforcée avec du miel de pissenlit. Le miel d'oranger pourra être associé à du miel de romarin pour leurs propriétés complémentaires qui feront merveille chez les personnes hépatiques ayant des tendances anxieuses, insomniaques, surexcitées par le changement de saison. Le miel de sauge peut être associé au miel de tournesol pour augmenter leur action commune sur la circulation sanguine. Le miel de sapin, conjugué à du miel d'eucalyptus, est à la fois préventif et traitant dans les cas de bronchite, rhume, sinusite, asthme. L'action conjuguée du miel de tilleul et de tournesol intervient favorablement sur la circulation sanguine.

Aussi, laissons-nous aller à la découverte gourmande d'une cure de miel, cure des plus simples qui soient, car composée d'un aliment parfaitement sain, reconnu pour ses vertus depuis la nuit des temps, et à la méditation des paroles de Rudolph Steiner : «Quand l'Homme ajoute du miel à ses mets, il cherche à élaborer son être psychique de telle manière qu'il puisse travailler correctement à la santé de son corps.»

□

4 Reprise alimentaire après une cure ou une monodiète

La santé se mérite, se gagne et se défend jour après jour par des méthodes prévues par la Nature et non par la médecine.

Hippocrate

Clou mon frère fou, tu es un oiseau paradoxal et bien que souvent ta maladie te rende banal, lorsque vient la magie des intervalles, tu voles sans jamais avoir appris.

Daniel Pons

■

Nous venons de franchir l'étape la plus importante : celle de l'élimination des toxines avec des méthodes naturelles de mise au repos des organes de la digestion.

Notre métabolisme, c'est-à-dire notre capacité à transformer et à assimiler notre nouvelle alimentation s'avère maintenant possible. Afin de préserver cet acquis, il convient de reprendre le mode alimentaire avec prudence, en mettant en application immédiate les bonnes résolutions qui seront à conserver pour notre nouvelle façon de nous alimenter.

Manger dans le calme et en silence

- Parler et manger en même temps favorise l'ingestion d'air, avec apparition de ballonnements désagréables dans l'estomac et les intestins.
- Parler et manger en même temps est un manque de respect total pour l'aliment présent dans notre assiette. Essayer d'être en symbiose avec notre nourriture est la seule façon de recevoir les vibrations qu'elle souhaite nous transmettre : l'aliment nourrit le corps, mais nous ne pensons pas assez souvent qu'il nourrit aussi l'esprit.
- Parler et manger en même temps apporte la discordance entre les aliments et notre faculté de ressentir l'environnement.
- Manger lentement, sans précipitation : ne pas chercher à manger en un quart d'heure un repas complet qui demanderait trois quarts d'heure de mastication lente. Il arrive à tout un chacun de se trouver un jour très pris par le temps au moment du repas, et de ne pas pouvoir y consacrer le laps de temps souhaitable. Ce jour-là, préférer manger par exemple une banane mûre, dégustée tranquillement, quitte à reprendre dans l'après-midi une collation, en prenant son temps. Il est évident que cette façon de s'alimenter doit rester une formule de dépannage, mais ne doit en aucun cas devenir une habitude alimentaire.
- Retenir que la digestion commence dans la bouche, et se rappeler que nous sommes pourvus de 32 dents qui ne demandent qu'à passer à l'action, à la condition de s'en souvenir : 35 mastications sont souhaitables avant de se décider à avaler une bouchée. Surtout pour les glucides lents, dont la chimie digestive commence dans la bouche par l'entrée en jeu immédiate de la ptyaline contenue dans la salive[7].

---

[7] Voir du même auteur, *Ne parle pas la bouche pleine* (Éd. de Mortagne), qui développe en détail les associations alimentaires.

- Retrouver la sensation naturelle de la vraie faim, au sens agréable du terme, est indispensable. Nos mauvaises habitudes alimentaires nous ont conduits à un état désagréable d'affamés, tout simplement car les aliments qui composent notre assiette sont raffinés, dépourvus de calories nourrissantes et ce qui devait être notre source d'énergie vitale est devenu source de frustration permanente : manger uniquement en présence de la vraie faim.
- L'inverse est tout aussi vrai : manger sans appétit est une erreur à ne plus commettre. Si la sensation de faim ne se fait pas impérieusement ressentir, manger par habitude ou par gourmandise produira à nouveau une surcharge dont les effets seront au plus haut point toxiniques.

Les trois journées de reprise alimentaire vont permettre de modifier notre façon d'appréhender notre nourriture et de commencer à apporter les changements indispensables à notre harmonie digestive. Nous venons de nous prouver que nous sommes capables de nous en tenir à une alimentation unique de un à plusieurs jours, en fonction du choix de la cure ou de la monodiète retenue. Et surtout, nous nous sommes prouvés que l'abondance de nos repas était largement supérieure à nos besoins réels, et nous ne parlons pas de la qualité des repas ! Il est maintenant souhaitable de corriger cette quantité, qui se réduira pour ainsi dire d'elle-même. En effet, une alimentation dite complète, non raffinée, issue de culture biologique, est un facteur hautement nourrissant en qualité. L'alimentation se trouve équilibrée et conduit à l'antirégime, avec la découverte des saveurs perdues, la recherche de la tradition et de la science, en quelque sorte. Recréer son assiette devient alors indispensable et s'inscrit comme une démarche de bon sens dans notre vie de tous les jours. Manger devient un plaisir diversifié, agréable et constructif, vers lequel chacun peut tendre à sa mesure gustative.

La reprise alimentaire se déroule sur 3 journées, répartie de la façon suivante.

1er jour de la reprise alimentaire

À jeun

1 jus de fruit fraîchement pressé : orange, pomme, poire, raisin, en fonction de la saison.

Petit-déjeuner

Croquer une pomme bien mûre et odorante, biologique, afin de pouvoir la consommer avec sa peau, ou quelques pruneaux ou quelques figues sèches préalablement mis à tremper, de préférence la veille, pour les réhydrater.

Dans la matinée

1 jus de fruit frais.

Pour le déjeuner

1 grand verre de jus de légume ; 1 assiette ou 1 grand bol de soupe de légumes (cf. les recettes gourmandes de potages des quatre saisons ci-contre et p. 182), additionnée d'une cuillerée à soupe de levure de bière et d'une cuillerée à soupe de germes de blé en paillettes.

Dans l'après-midi

1 grand verre de jus de fruit frais.

Pour le repas du soir

1 assiette ou 1 grand bol de soupe de légumes (cf. les recettes gourmandes de potages des quatre saisons ci-contre et p. 182), additionnée d'une cuillerée à soupe de levure de bière et d'une cuillerée à soupe de germes de blé en paillettes.

Au coucher

Une tisane de tilleul, lavande, oranger, sans adjonction de sucre.

Potage de printemps

Brosser avec une brosse douce 1 kg d'asperges vertes, enlever la partie dure et les cuire dans une marmite remplie d'eau de façon à recouvrir les asperges, sans plus, pendant 15 minutes. En fin de cuisson, ajouter 1 demi-cuillerée à café de sel aux herbes (en magasin diététique) et délayer 1 cuillerée à café d'arrow-root (racine de maranta, qui s'emploie en cuisine pour velouter les potages et les sauces). Mixer rapidement le tout afin d'obtenir un beau velouté d'asperges. Au moment de servir, ajouter un filet d'huile d'olive ou 1 cuillerée à café de graines de lin.

Potage d'été

Brosser 1 petite courgette et la couper en tout petits dés. Éplucher 1 pomme de terre et la couper en petits dés. Éplucher 1 bel oignon, 3 gousses d'ail. Égrener 100 g de haricots rouges, 100 g de haricots blancs. Couper en petits tronçons 100 g de haricots verts écheleurs et mettre le tout dans une marmite, recouvert d'eau. Au bout de 30 minutes de cuisson, retirer l'oignon et les gousses d'ail et les disposer dans un mortier en bois. Les piler délicatement avec le pilon et une grosse poignée de basilic frais. Lorsque le tout aura la consistance d'une pommade, reverser dans les légumes cuits et bien mélanger. Remettre sur le feu et ajouter une poignée de petites coquillettes à la farine complète et laisser cuire, à petit feu, jusqu'à ce que les pâtes soient prêtes. Laisser tiédir cette «soupe au pistou» avant de la servir, légèrement arrosée d'un filet d'huile d'olive.

Potage d'automne

Brosser à la brosse douce 500 g de champignons de Paris et les mettre à cuire dans une marmite remplie d'eau. Ajouter 1 feuille de laurier-sauce et 1 cuillère à café de thym, 3 gousses d'ail et 1 bel oignon coupé en morceaux. Au bout de 15 minutes de cuisson, mixer le tout et ajouter 1 cuillerée à café d'arrow-root. Servir chaud, parsemé de 1 cuillère à café de persil ciselé.

2e jour de la reprise alimentaire

À jeun

1 grand verre de jus de fruit frais.

Petit-déjeuner

1 pomme, quelques pruneaux ou figues sèches, mis à tremper la veille.

Dans la matinée

1 jus de fruit frais.

Pour le repas de midi

1 grand verre de jus de légume frais ; 1 crudité composée avec une salade verte de saison et une carotte râpée ; 1 purée de légumes verts/petits amylacés.

Dans l'après-midi

1 grand verre de jus de fruit frais.

Pour le repas du soir

1 grande assiette de soupe de légumes verts ; un fromage blanc, sans adjonction de sucre ; un compote de fruits, ou un fruit cuit au four, sans adjonction de sucre.

Au coucher

1 tisane de tilleul, lavande, oranger, sans adjonction de sucre.

3e jour de la reprise alimentaire

À jeun
1 grand verre de jus de fruit frais.

Petit-déjeuner
1 ou 2 fruits frais, de saison avec du fromage blanc, et une cuillerée à café de graines de lin, sans adjonction de sucre.

Matinée
1 grand verre de jus de fruit frais.

Pour le repas du midi
1 grand verre de jus de légume ; 1 grande assiette de crudités variées : salade verte, carotte râpée, betterave crue râpée, chou rouge, chou blanc, assaisonnées d'une demi-cuillerée à soupe d'huile d'olive, et d'une demi-cuillerée à soupe d'huile de tournesol, de première pression à froid et biologiques ; 1 purée de pommes de terre ou du riz complet ou des pâtes complètes.

Dans l'après-midi
1 grand verre de jus de fruit frais.

Pour le repas du soir
Une salade verte, de saison, des légumes verts cuits à la vapeur douce, assaisonnés avec des sauces gourmandes aux légumes, une portion de fromage avec des toasts de pain au soja.

Au coucher
Une tisane de tilleul, lavande, oranger, sans adjonction de sucre.

Potage d'hiver

Cuire 500 g de courge biologique avec sa peau, débarrassée des graines, dans une marmite remplie d'eau. Ajouter 2 pommes de terre biologiques avec leur peau, 1 bel oignon, 2 feuilles de laurier-sauce, 1 cuillère à café de fleur de thym. Après 20 minutes de cuisson, mixer le tout et ajouter 1 cuillerée à café d'arrow-root. Servir ce velouté bien chaud, agrémenté de petits croûtons grillés tartinés de crème d'ail : cuire 1 tête d'ail à la vapeur douce, ôter la peau, et réduire en pommade les gousses d'ail en mélangeant avec une cuillère à soupe d'huile d'olive.

Fondue de légumes verts

Cuire à la vapeur douce 1 courgette, 1 aubergine, des poivrons coupés en fines lamelles, des haricots verts, et les faire bien égoutter après la cuisson. Servir ces légumes vapeur avec les sauces suivantes :

Crème d'aubergine : cuire à la vapeur douce 1 aubergine coupée en morceaux avec sa peau. Laisser égoutter puis réduire l'aubergine en purée avec une fourchette. Ajouter 1 cuillère à café de tahin (crème de graines de sésame), 1 gousse d'ail, 1 cuillère à café de gomasio (sel marin non raffiné broyé avec des graines de sésame grillé : un vrai régal !). Bien mélanger tous les ingrédients et ajouter petit à petit, en filet, la valeur de 4 cuillères à soupe d'huile d'olive ou d'huile de tournesol, de première pression à froid.

Crème de pois chiches : cuire à la vapeur douce 100 g de pois chiches mis à tremper 1 heure auparavant dans de l'eau tiède et les disposer dans un bol à mixer avec 1 gousse d'ail, 1/2 cuillère à café de gomasio, 3 branches de persil frais, 1/2 verre d'eau de Volvic et 1 cuillère à soupe d'huile d'olive ou de tournesol. Mixer le tout jusqu'à l'obtention d'une crème molle mais pas liquide. Pour cela, ajouter l'eau petit à petit jusqu'à la consistance souhaitée.

À partir du 4e jour

Rester sur les bonnes résolutions adoptées, et mettre en application les bases de l'alimentation saine, en évitant toutefois de consommer de la viande ou du poisson jusqu'au 8e jour de la modification alimentaire, surtout dans le cas de cure de longue durée car les produits de décomposition des protéines qui sont mal digérées se transforment en poisons dans l'organisme. C'est le moment de privilégier les fruits et les légumes de saison, en apprenant à les préparer de manière à susciter l'enthousiasme de nos papilles gustatives.

Cette reprise alimentaire bien conduite permet de consolider les résultats de la détoxination obtenue par l'application d'une cure ou d'une monodiète, de dynamiser l'organisme, porte ouverte à notre mieux-être : la santé et la joie commencent par la mise en application d'une alimentation saine, mais aussi par la compréhension de l'ordre de l'univers.

Annexe

La mise en application des associations alimentaires correctes ne cesse de démontrer que savoir combiner harmonieusement les aliments entre eux permet de rétablir une digestion normale, évite l'empoisonnement du sang par des matières toxiques dues aux fermentations générées dans le tube digestif et aboutit à un apport de matières nutritives vivantes pour la construction de l'organisme.

Associer correctement ses aliments permet de redécouvrir la vraie notion de faim et le plaisir de manger sain et vitalisant, de respecter ses limites, et facilite une digestion harmonieuse avec une bonne assimilation, clé de notre bonne constitution. Les deux tableaux suivants énumèrent les aliments qu'il convient de manger ensemble dans un même repas pour respecter les associations alimentaires correctes. Leur lecture est simple et, si cette façon de manger bouscule quelque peu les traditions, les efforts d'adaptation seront rapidement compensés par un mieux-être évident.

Neutres		Protéines
Salades	**Légumes verts**	**Protéines animales**
chicorée	aubergine	yaourt
cresson	bette	viande
scarole	brocoli	œuf
endive	asperge	poisson
laitue	cardon	fromage
pissenlit	céleri	
cornette	chou	**Protéines végétales**
batavia	chou de Bruxelles	avocat
mâche	chou-rave	olive
romaine	concombre	champignon
	courge	soja
Lipides	courgette	noix
beurre animal	épinard	noisette
beurre végétal	fenouil	noix de cajou
lait	haricot vert	pignon
crème fraîche	oseille	cacahuète
huiles	poivron doux	pistache
	pousse de bambou	
	radis	
	rhubarbe	
	poireau	
	oignon/échalote	
	ail	

Tableau des compatibilités

Glucides ou hydrates de carbone	
Amidons ou farineux	*Amidons légers ou petits farineux*
pomme de terre	chou fleur
riz	carotte
pâte	betterave
pain	salsifis
biscotte	navet
céréale	artichaut
farine	cœur de palmier
châtaigne/marron	
potiron	
pois	
lentille	
haricot sec	
fève fraîche et sèche	

Un repas sera composé à discrétion des éléments des colonnes **neutres** auxquels on ajoute *un élément* et *un seul* des colonnes **protéines** ou **amidons** ou **amidons légers**.[8]

[8] Classification établie par H. M. Shelton, dans *Les combinaisons alimentaires et votre santé*, Le courrier du Livre.

Les fruits

Les fruits de la colonne *acide* se mélangent avec ceux de la colonne *mi-acide*. Les fruits de la colonne *doux* se mangent seuls. Leur association est limitée avec les fruits de la colonne mi-acide.

Acide	**Mi-acide**	**Doux**
tomate	figue fraîche	figue sèche
orange	cerise douce	banane fraîche
mandarine	abricot	datte
pamplemousse	mangue	raisin sec et frais
citron	prune	pruneau
clémentine	pomme douce	pomme séchée
fraise	pêche	abricot séché
groseille	poire	tous les fruits séchés en général
framboise		kaki
ananas		
pomme acide (verte)		
kiwi		

1) Les fruits constituent à eux seuls un repas.

2) Melons et pastèques n'entrent dans aucune catégorie et doivent être consommés seuls – sans être mélangés à d'autres fruits ou d'autres aliments.

3) On peut prendre des fruits de la colonne acide avec des fruits oléagineux : amandes, noisettes, noix… ou du fromage blanc acide, et des fruits de la colonne doux avec du fromage blanc doux.

Conclusion

L'observation de la nature nous a permis de constater le fabuleux échange qui se passe entre les plantes, les arbres, les fruits et les légumes, toute la végétation dans son ensemble, reliée directement à l'énergie vitale : le soleil.

Désormais, prenons exemple sur le magnifique comportement des plantes et retrouvons l'authenticité de notre échange avec l'univers. Devenons respectueux de nous-mêmes par la pratique d'un mode de vie en relation étroite avec la Terre et la Nature, et la pratique de cures et de monodiètes destinées à nous apporter le bien-être et la santé par transmission directe de l'énergie vitale concentrée dans les fruits et les légumes, les céréales et les plantes. Cette hygiène vitale nous donne la vie pour notre plus grande joie d'exister, notre harmonie et le salut de notre Terre nourricière.

> Créateur mon frère, les senteurs de l'humus à ton cœur ne sont pas étrangères. Créateur mon frère, la terre ta mère t'offre, par son végétal qui se décompose, un énorme bouquet de mort aux senteurs puissantes de vie.
>
> Daniel Pons

Bibliographie

Association médicale Kousmine, *La méthode Kousmine*, Éd. Jouvence.

Claude Barreau, *Le livre de l'alimentation naturelle et saine*, Éd. Belfond.

Clément Blin, *Connaissance de soi et des autres*, Éd. Le Hameau.

K. Bonan & Y. Cohen, *La santé par les nutriments essentiels*, Éd. Retz.

Johanna Brandt, *La cure de raisin*, Éd. Jouvence.

Collectif, *La nature à votre service*, Laboratoire super diét.

Collectif, *Secrets et vertus des plantes médicinales*, Sélection du Reader's Digest.

Jean-Luc Darrigol, *Le miel*, Éd. Dangles.

Raymond Dextreit, «Les cures de jus», *Vivre en harmonie* (revue).

Régine Durbec, *Ne parle pas la bouche pleine*, Éd. de Mortagne.

H. CH. Geoffroy, *Le secret de la santé*, auto-édition.

Raymond Lautie, «Raisin, vin, vinaigre», *Vie et Action* (revue).

Éric Nigelle, *Pouvoirs merveilleux du chou*, Éd. Andrillon.

Éric Nigelle, *Pouvoirs merveilleux des petits fruits*, Éd. Andrillon.

Éric Nigelle, *Pouvoirs merveilleux de la pomme*, Éd. Andrillon.

Patrick Rivière, *L'alchimie, science et mystique*, Éd. du Vecchi.

Alain Saury, *Manuel diététique des fruits et des légumes*, Éd. Dangles.

Gérard Schmidt, *Alimentation dynamique*, Éd. Triades.

H. M. Shelton, *Les combinaisons alimentaires et votre santé*, Éd. Le Courrier du livre,

H. M. Shelton, *Le jeûne*, Éd. Le Courrier du livre.

Docteur Soleil, *Apprendre à se détoxiquer*, Éd. Soleil.

Jean Valnet, *Traitement des maladies par les légumes, les fruits et les céréales*, Éd. Maloine.

Christopher Vasey, *Le manuel de détoxication*, Éd. Jouvence.

Achevé d'imprimer le 21/01/2010
sur les presses de l'imprimerie Norhaven A/S

Dépôt légal : juillet 2004
Imprimé au Danemark

Ce livre est imprimé par Norhaven A/S, qui possède une certification environnementale qui assure une stricte application des règles concernant : l'utilisation de papiers issus de forêts exploitées en gestion durable, d'encres à base d'huiles végétales et d'eau, du recyclage et du traitement systématique des déchets, de la réduction des besoins énergétiques et du recours aux énergies renouvelables.